JN495790

# 약품정량분석 실습서

이준걸 편저

오성미디어

# PREFACE

의약품의 유효성과 안전성을 확보하기 위해서는 의약품의 품질을 항상 일정하게 유지하는 것이 필수적이다. 의약품의 강도, 순도 및 품질을 유지하여 국민보건향상에 기여하기 위한 방편이 의약품에 대한 규격이며, 이에 따라 세계 각국에서는 약전을 제정하고 약전수재품목과 그 규격 및 시험법 등을 일정기간마다 개정하여 공포하고 있다. 우리나라는 2007년 12월 28에 제 9개정이 수년 여에 걸쳐 전문가 여러분이 심혈을 기울여 검토한 끝에 공포되었으며 약전실습교재도 이에 준하여 개편하게 되었다.

이 책은 의약품의 품질관리에 관련된, 특히 실험실에서 이루어지는 분석관련 업무를 진행하는데 있어서 실무에 도움이 되도록 1장에서는 대한약전에 수재된 의약품각조의 의약품 중 UV-Vis. Spectrophotometer 와 Polarimeter를 사용하여 정량하는 일부 항목을 선별하여 수록하였으며, 2장에서는 HPLC에 의한 분석기법을 응용할 수 있도록 식품류를 대상으로 분석방법을 소개하였으며, 3장은 약전의약품 중 HPLC에 의한 정량을 하는 항목을 수재하였다. 1장부터 3장까지는 각 항목 별로 General Discussion, Apparatus, Reagents, Analytical condition, Procedure, Calculation, Precision & Accuracy, Bibliography 등을 자세하게 기술하여 독자 스스로가 이 책의 내용을 따라 주도적인 실습을 할 수 있도록 노력하였다. 한편, 4장 부록에서는 흡광도 Cell의 세척방법, 식품류 별 HPLC의 분석조건, HPLC Trouble shooting 및 HPLC 운영의 기본사항에 대한 내용을 수록하여 독자들의 이해를 높이도록 하였다.

또한 각 항목별로 중요한 내용이나 이론에 관한 사항은 참고 항목을 별도로 기재하여 이론적인 내용을 학습할 수 있도록 했으며 각 항목별 시험의 마지막에는 실험보고서를 직접 작성하고 기록하도록 하여 최종적으로 마무리 하도록 하였다. 짧은 기간 동안 만들어져 부족한 부분이 있을 것으로 생각되지만 수정과 보완을 꾸준히 거쳐 보다 알찬 실습서가 되도록 노력하고자 한다.

이 실습교재가 나오기 까지 협력하여주신 오성미디어 관계자 여러분께 감사의 말씀을 전한다.

편저자

# 목 차

## 1 장 약전의약품 기타정량법



## 2 장 HPLC에 의한 식품류 분석



## 3 장 약전의약품 정량(HPLC)

# 4 장 부록

# 제1장

# 의약품 기타정량법

실험1. 리보플라빈(Riboflavin)정량 : (자외-가시부 흡광도측정법)
실험2. 구아이페네신(Guaifenesin)정량 : (자외-가시부 흡광도측정법)
실험3. 말레인산클로르페니라민(C.P.M.)정량 : (자외-가시부 흡광도측정법)
실험4. 덱스트란 40(Dextran 40)정량 : (선광도측정법)
실험5. 포도당(Glucose)정량 : (선광도측정법)
실험6. 포도당 주사액(Glucose Injection)정량 : (선광도측정법)

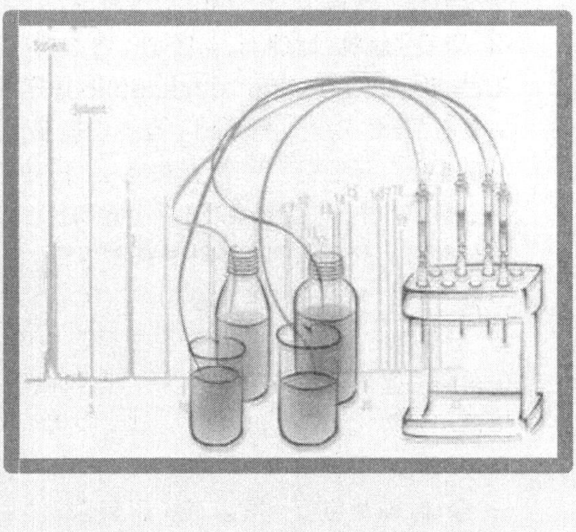

# 실험1 리보플라빈(Riboflavin) 정량

Riboflavin (INN, USP, BP, IP, DAB, JP), Riboflavine (EP, FP), 비타민 $B_2$ [벤조프테리딘]
**이 약을 건조한 것은 정량할 때 리보플라빈 ($C_{17}H_{20}N_4O_6$) 98.0 % 이상을 함유한다.**

## (1) General Discussion

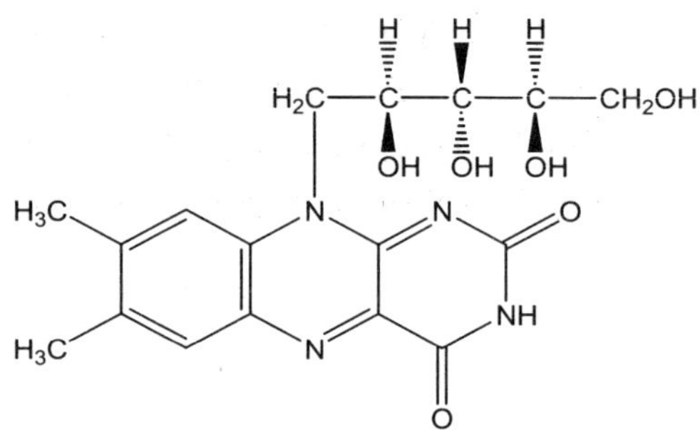

이 약은 황색 ~ 등황색의 결정으로 약간 냄새가 있으며, 물에 매우 녹기 어렵고 에탄올, 에텔 또는 빙초산에 거의 녹지 않는다. 이 약은 수산화나트륨시액에 녹으며 이 약의 포화수용액은 중성이고 빛에 의하여 분해된다. 융점 : 약 290 ℃ (분해)
이 약은 생체 내에서 ATP와 효소적으로 flavin mononucleotide(FMN) 또는 flavin adenine dinucleotide(FDA)로 된다고 본다. FMN, FDA는 보효소로서 각각 특정의 효소단백과 결합하고, 아미노산효소, 키산틴산화효소, 포도당 등의 산화효소나, 피리딘효소 (NAD 또는 NADP)에서 수소를 받아 시토크롬계에 전달하는 중간 수소전달효소 등 황색효소를 형성한다. 작용기전은 리보플라빈의 환원과 재산화의 경우와 같고, 수고를 받아 무색의 환원형이 되고, 다시 수소를 다음 물질에 주어 황색의 산화형으로 돌아간다. 리보플라빈이 결핍되면 입술과 구강점막 등에 이상이 생기고, 구각염 · 구진점막박리 · 발적 · 설염 · 비염 · 인후두염 · 부종 · 궤양 · 기타 피부염 · 시력감퇴 · 지루성피부염 등을 일으킨다. 섭취 시에는 장에서 흡수되고 체내 각 기관 특히 간장에 저장되고 과량은 요 중에 배설된다. 독성 및 과잉증의 보고는 없다.

## (2) Apparatus (장치 및 기구)

A. 장치

UV-Vis. Spectrophotometer, Dry Oven, Chemical Balance, Ultra Pure Water System(or Distilled Water System), Hot Plate,

B. 초자기구류

Volumetric Flask(1000㎖), Volumetric Flask(500㎖), Hole Pipet(1㎖), micro Pipet(0.5㎖), Cell(10㎜), Desiccator

※ 모든 용기는 차광용기(Light resistance container)를 사용한다.

## (3) Reagents (시약 및 시액)

A. 리보플라빈 표준품 (Riboflavin), $C_{17}H_{20}N_4O_6$

(Lactoflavin, Vitamin $B_2$; Vitamin G)

(FW 376.36, ≥98%, Aldrich cat. no. R4500-100G)

B. 리보플라빈 원료의약품 (Riboflavin, Vitamin $B_2$), $C_{17}H_{20}N_4O_6$

C. 빙초산 (Glacial Acetic Acid), Glacial $CH_3COOH$

(≥99.7%, ACS Reagent, Sigma-Aldrich, Cat. No.320099-500㎖)

D. 빙초산 (1→400)

빙초산 1㎖를 물에 섞어 총량을 400㎖로 한다.

E. 히드로설피트나트륨 (Sodium Hydrosulfite), $Na_2S_2O_4$

(Sodium dithionite; sodium hypodisulfite)

(FW 174.11, Technical grade, Sigma-Aldrich, Cat. No.157953-100G)

## (4) Procedure (실험순서)

A. Preparation Sample solution (검액제조)

①이 약을 건조하여 약 15㎎을 정밀하게 단다.

②희석시킨 빙초산(1→400) 800㎖를 넣는다.

③가온하여 녹이고 식힌다.

④물을 넣어 정확하게 1000㎖로 하여 검액으로 한다.

B. Preparation Standard solution (표준액제조)

①리보플라빈 표준품을 105℃에서 2시간 건조한다.

②건조된 표준품 약 15㎎을 정밀하게 단다.

③희석시킨 빙초산(1→400) 800㎖를 넣는다.

④가온하여 녹이고 식힌다.
⑤물을 넣어 정확하게 1000㎖로 하여 표준액으로 한다.

C. Analysis (분석)
①흡광광도계를 10분간 워밍업 한다.
②흡광광도계의 각 조건을 설정한다. (기기별로 다름)
③흡수파장을 445nm로 맞춘다.
④물을 Blank로 하여 Auto-Zero를 맞춘다.
⑤검액($A_T$) 및 표준액($A_S$)의 흡광도를 측정하고 기록한다.
⑥검액 5㎖ 및 표준액 5㎖에 히드로설피트나트륨을 각 20㎎ 투입한다. (액량에 따라 비율적으로 투입한다.)
⑦검액 및 표준액을 흔들어 섞어 탈색한다.
⑧탈색된 검액($A_T'$) 및 표준액($A_S'$)의 흡광도를 측정하고 기록한다.

## (5) Calculation (계산)

$$리보플라빈의\ 양(mg) = 리보플라빈표준품의\ 양\ (mg) \times \frac{A_T - A_T'}{A_S - A_S'}$$

## (6) Bibliography (관련문헌)

A. 'Handbook of fine Chemicals', Aldrich advancing Science, Aldrich
B. ‘의약품분석을 위한 기기분석실무’, 이준걸 편저, 오성미디어
C. '대한약전 수재 의약품의 분석‘, 이준걸 편저, 오성미디어

## 참고1 자외-가시부 흡광도측정법에 의한 정량법

자외-가시부 흡광도측정법에 의한 정량은 Lambert-Beer의 법칙에 기초를 두고 있다. 이 법칙은 입사광이 흡수되어 그 강도를 감소시키는 비율은 광로에 존재하는 광 흡수분자의 수에 비례한다고 하는 기본적인 가정에 근거를 두고 있으며 (1)표준물질을 사용하는 방법, (2)비흡광도를 사용하는 방법(절대흡수법), (3)검량선을 사용하는 방법 등이 있다. 여기서는 (1)표준물질을 사용하여 자외-가시부 흡광도측정법에 의한 정량법과 (3)검량선을 사용하여 자외-가시부 흡광도측정법에 의한 정량법에 대하여 살펴본다. (2)비흡광도를 사용하는 방법(절대흡수법)은 다음 실험인 실험6 구아이페네신의 정량에서 다루기로 한다.

(1) 표준물질을 사용하는 방법

시료의 흡광도와 표준품의 흡광도 $A_T$ 및 $A_S$를 측정하여 비교 정량하는 방법으로 대한약전 수재의 메칠도파, 염산피리독신 등의 예가 있다. 이 방법은 발색반응이나 추출 등 처리조건의 영향이 큰 경우에 적합하다.

(정량 예1) 메칠도파 정(methyldopa tablets)

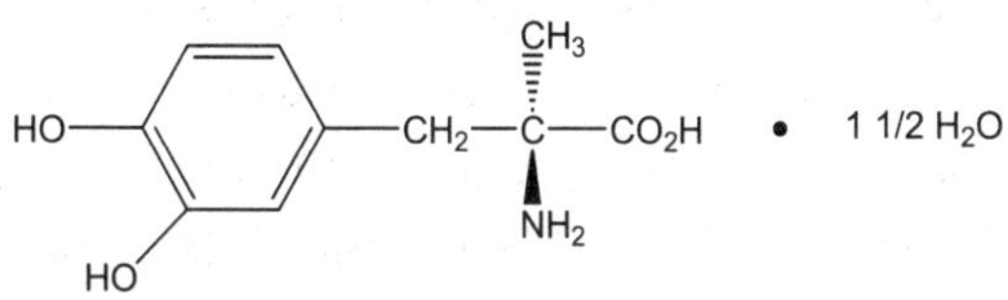

조작) 이 약 20 정 이상을 가지고 그 질량을 정밀하게 달아 가루로 한다. 메칠도파 ($C_{10}H_{13}NO_4$) 약 0.1g에 해당하는 양을 정밀하게 달아 0.05㏖/L 황산시액 50㎖를 넣어 15분간 흔들어 섞고 다시 0.05㏖/L 황산시액을 넣어 정확하게 100㎖로 하고 건조여과지를 써서 여과한다. 처음 여액 20㎖는 버리고 다음 여액을 검액으로 한다. 따로 메칠도파 표준품 (미리 125℃에서 2시간 건조하여 감량을 측정한다) 약 0.11g을 정밀하게 달아 0.05㏖/L 황산시액에 녹이고 정확하게 100㎖로 하여 표준액으로 한다. 검액 및 표준액 5㎖씩을 정확하게 취하여 각각에 주석산제일철시액 5㎖를 정확하게 넣고 다시 pH 8.5 암모니아·초산암모늄완충액을 넣어 정확하게 100㎖로 한다. 이들 액을 가지고 0.05㏖/L 황산시액 5㎖를 써서 같은 방법으로 조작하여 얻은 액을 대조로 하여 자외가시부흡광도측정법에 따라 시험하여 검액 및 표준액에서 얻은 각 액의 파장 520㎚에서의 흡광도 $A_T$ 및 $A_S$를 측정한다.

$$\text{메칠도파 } (C_{10}H_{13}NO_4)\text{의 양 (mg)} = \text{건조물로 환산한 메칠도파표준품의 양 (mg)} \times \frac{A_T}{A_S}$$

시료가 그대로는 광흡수성을 가지지 않을 때에는 발색반응에 의하여 현저한 흡수를 가진 발색단(chromophore)으로 변화시켜 그 흡광도를 측정하는 경우가 많다. 이 방법으로 정량하는 예로서는 약전수재 염산피리독신 주사액의 정량법이다.

(정량 예2) 염산피리독신 주사액

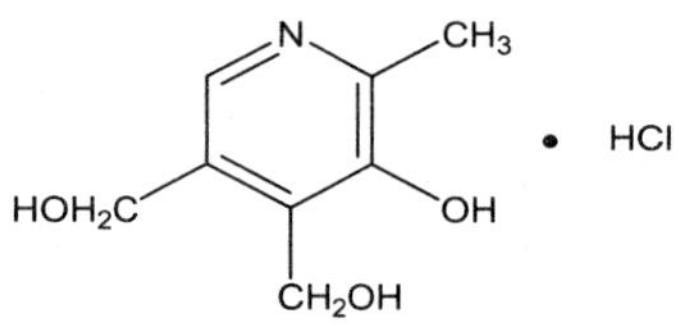


이 약을 필요하면 물로 희석시킨 다음 염산피리독신 ($C_8H_{11}NO_3 \cdot HCl$) 약 20㎎에 해당하는 양을 정확하게 취하여 물을 넣어 정확하게 100㎖로 한다. 이 액 25㎖를 정확하게 취하여 물을 넣어 정확하게 200㎖로 하여 검액으로 한다. 따로 염산피리독신표준품을 데시케이터 (감압, 실리카겔)에서 4시간 건조하여 약 0.1g을 정밀하게 달아 물에 녹여 정확하게 100㎖로 한다. 이 액 5㎖를 정확하게 취하여 물을 넣어 정확하게 200㎖로 하여 표준액으로 한다. 검액 및 표준액 1㎖씩을 정확하게 취하여 각각에 바르비탈완충액 2.0㎖, 이소프로판올 9.0㎖ 및 새로 만든 2,6-디브로모퀴논클로르이미드의 에탄올용액(1 → 4000) 2.0㎖를 넣어 잘 흔들어 섞고 다시 이소프로판올을 넣어 정확하게 25㎖로 하여 90분간 방치한다. 이들 액을 가지고 물 1㎖를 써서 위와 같이 조작하여 만든 액을 대조로 하여 자외가시부흡광도측정법에 따라 파장 650㎚에서 검액 및 표준액으로 만든 각 액의 흡광도 $A_T$ 및 $A_S$를 측정한다.

염산피리독신 ($C_8H_{11}NO_3{\cdot}HCl$)의 양 (mg)

$$= \text{염산피리독신표준품의 양 (mg)} \times \frac{A_T}{A_S} \times \frac{1}{5}$$

이와 동일한 방법으로 정량하는 약전수재 의약품으로는 니코틴산, 니코틴산아미드, 디기톡신, 디곡신, 디에틸스틸베스테롤, 레세르핀, 말레인산에르고메트린, 술폰산나트륨, 시아노코발라민, 염산이소프로테레놀 등이다.

### (3) 검량선을 사용하는 방법

흡광도측정법에서 정량하는 방법으로서 종래 검량선법이 사용되어 왔다. 즉 표준물질에 대하여 검액과 똑같이 조작하여 얻은 용액을 각종 농도로 조제하고 각각의 흡광도와 농도를 가지고 회귀직선을 구하고, 검량선을 작성하여 두고 검액으로부터 얻은 흡광도를 회귀직선(검량선)에 대응시켜 정량하는 방법이다. 그러나 한 번 작성된 검량선은 결코 불변인 것이 아니고 시약의 종류, 조작조건 등에 따라 그 때마다 변화된다. 따라서 정량할 때마다 검량선을 만들어야 하는 번잡성이 있다.

현재는 검량선이 원점을 통과하고 일직선이 성립되는 것을 확인하였을 때에는 표준물질로부터 얻은 흡광도와 검액으로부터 얻은 흡광도 사이에 비례관계가 성립하기 때문에 그 비를 이용하여 계산하는 방법을 취하는 것이 보통이다. 이 경우 표준물질과 검체를 가지고 동시에 조작함으로써 시약의 종류와 조작조건의 차이에 의한 오차를 상쇄할 수 있다. 표준물질은 대한약전에서 정한 표준품도 있고, 또 제제 중의 성분 정량 등을 위해 시약 항에 정량용으로 정해져 있는 것도 있다.

**(정량 예1) 음료수 중의 철분(Fe)함량**

**조작)** 시료 100㎖를 취한 다음 10% 염산 3㎖를 가한 후 약 50㎖가 되도록 가열 농축하여 시험 용액으로 사용한다. 또한 철분을 함유하지 않은 증류수를 이용하여 동일하게 처리하여 이것을 공시험 용액으로 사용한다. 시료 용액 및 공시험 용액을 각각 Vol-flask에 취한 후, 여기에 염산 히드록실아민 용액 1㎖, o-페난트로린 용액 5㎖ 및 초산완충액(pH 4.2) 20㎖를 가해서 전량이 100㎖가 되도록 한 다음, 잘 흔들어서 혼합 후 약 30분간 방치한다. 이 용액의 흡광도를 파장 510㎚에서 측정한다. 별도로 수개의 같은 Vol-flask에 철표준액(Fe: 0.01㎎/㎖)을

0.5~20㎖를 단계적으로 취하여 각각에 10% 염산 3㎖를 가한 다음 물을 더 가해 50㎖로 한다. 이하 시험용액과 동일하게 조작하여 흡광도를 측정한다. 여기서 얻어진 값으로 검량선을 작성한다. 검량선으로부터 시료 중 철의 농도를 구한다.

**예제 1) 음료수 중 철분(Fe)의 함량결정:**
음료수 중의 철분의 함량을 정량하기 위하여 상기한 바와 같은 조작을 거쳐 5, 10, 15 ppm의 철 표준액을 조제했다. 각각의 표준액의 흡광도를 $\lambda_{max}$ = 510nm에서 측정한 결과는 다음 표와 같다.
(음료수의 흡광도 A = 0.39)

| 철 표준액 농도 C (ppm) | 5 | 10 | 15 |
|---|---|---|---|
| 흡광도 $\lambda_{max}$=510nm | 0.11 | 0.20 | 0.31 |

① 상기 자료를 이용하여 최소제곱법으로 회귀직선을 구한다.

| Sample | 농도, X | 흡광도, Y | X·Y | $X^2$ | $Y^2$ |
|---|---|---|---|---|---|
| 1 | 5 | 0.11 | 0.55 | 25 | 0.0121 |
| 2 | 10 | 0.20 | 2 | 100 | 0.04 |
| 3 | 15 | 0.31 | 4.65 | 225 | 0.0961 |
| $\sum$ | 30 | 0.62 | 7.2 | 350 | 0.1482 |

$$a = \frac{n\sum(X\cdot Y) - \sum X\cdot \sum Y}{n\sum X^2 - (\sum X)^2} = 0.02$$

$$b = \frac{(\sum X^2)\cdot \sum Y - \sum X\cdot \sum(XY)}{n\sum X^2 - (\sum X)^2} = 0.0066667$$

회귀직선식은 Y = 0.02 X + 0.0066667 이 되며 상관계수 R은

$$R = \frac{n\sum(X\cdot Y) - \sum X\cdot \sum Y}{\sqrt{[n\sum X^2 - (\sum X)^2]\cdot [n\sum Y^2 - (\sum Y)^2]}} = 0.9983375$$

② 회귀직선식을 이용하여 미지시료(음료수)의 철분 농도를 구한다.

Y = 0.02 X + 0.0066667에 미지시료의 흡광도를 대입하면,
0.39 = 0.02X + 0.0066667 이므로

X = (0.39 -0.0066667) / 0.02 = 19.1667 mg/L

※ 음료수 중의 철분의 함량은 19.1667mg/L 이다.

# 보고서(Report)

**(1). 실험일시:** 20 . . . **실험조:** _____조, **성명**__________

**(2). 실험제목:** **리보플라빈(Riboflavin) 정량**

**(3). 실험목적:** ______________________________

______________________________

**(4). 실험원리:** ______________________________

______________________________

______________________________

______________________________

**(5). 실험순서: (본문참고)**

**(6). 실험결과:**

A. 리보플라빈 검액 및 표준품의 흡광도 값

| | 흡광도 @445nm | |
|---|---|---|
| | 탈색 전 | 탈색 후 |
| 리보플라빈 원료의약품 | $A_T$ : | $A_T'$ : |
| 리보플라빈 표준품 | $A_S$ : | $A_S'$ : |
| ※ 정량에 사용된 리보플라빈 표준품 질량 : ______________ mg | | |

**(7). 계산:**

※ 리보플라빈의 양$(mg)$= 리보플라빈표준품의 양 $(mg) \times \frac{A_T - A_T'}{A_S - A_S'}$

$$= (\qquad)\,mg \times \frac{(\qquad)-(\qquad)}{(\qquad)-(\qquad)}$$

$$= (\qquad)\,mg$$

※ 함유율(%) $= \frac{(\qquad)mg}{(\qquad)mg} \times 100 = (\qquad)\%$

## (8). Discussion (고찰)

# 실험2 구아이페네신(Guaifenesin) 정량

Guaifenesin (INN, USP, BP, EP, JP), 진해 · 거담약 [글리세린모노에칠 계], $C_{10}H_{14}O_4$ : 198.22
1,2-Propanediol, 3-(2-methoxyphenoxy)-

이 약을 건조한 것은 정량할 때 구아이페네신 ($C_{10}H_{14}O_4$) 98.0 ~ 102.0 %를 함유한다.

## (1) General Discussion

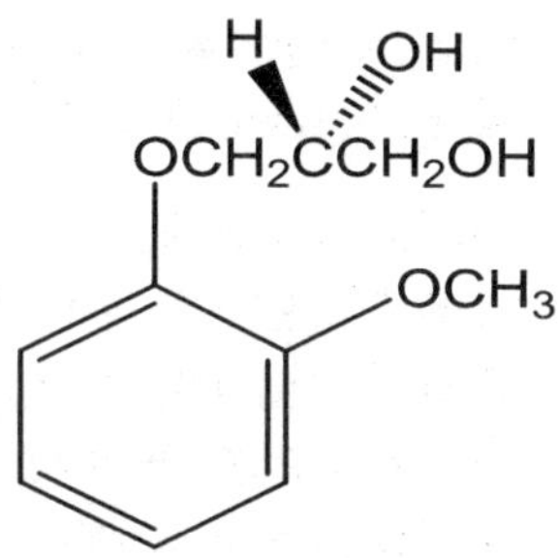


이 약은 흰색의 결정 또는 결정성 가루로 냄새는 없고 맛은 쓰다.
이 약은 열탕 또는 에탄올에 잘 녹으며 클로로포름에 녹고 물에 조금 녹으며 에텔에는 녹기 어렵다. 융점 : 80 ~ 83 ℃
이 약의 에탄올용액(1 → 20)은 선광성을 나타내지 않는다.
이 약은 기관지선을 자극하여 기도 분비액의 분비를 높이고 기도액량을 증가하고 기도 점막에 교착하고 있는 담을 기도벽에서 떨어지기 쉽게 하여 객출을 용이하게 하는 거담약이다.

## (2) Apparatus (장치 및 기구)

A. 장치

UV-Vis. Spectrophotometer, Dry Oven, Chemical Balance, Ultra Pure Water System(or Distilled Water System)

B. 초자기구류

Volumetric Flask(100㎖), Hole Pipet(5㎖), Cell(Quartz, 10㎜), Desiccator

## (3) Reagents (시약 및 시액)

A. 구아이페네신 (Guaifenesin), $C_{10}H_{14}O_4$ ,

3-(4-Methoxyphenoxy)-1,2-propanediol, $CH_3OC_6H_4OCH_2CH(OH)CH_2OH$

(FW 198.22, ≥98%, Aldrich cat. no. 210242-50G)

B. 구아이페네신 원료의약품

## (4) Procedure (실험순서)

A. Preparation Sample solution (검액제조)

①이 약을 건조하여 약 60㎎을 정밀하게 단다.

②물을 넣어 녹여 정확하게 100㎖로 한다.

③이 액 5㎖를 정확하게 취하여 100㎖ ㎖-flask에 투입한다.

④물을 넣어 정확하게 100㎖로 하여 검액으로 한다.

B. Analysis (분석)

①흡광광도계를 10분간 워밍업 한다.

②흡광광도계의 각 조건을 설정한다. (흡수스펙트럼분석)

③스펙트럼을 분석할 파장영역을 설정한다.(210~400㎚)

④물을 Blank로 하여 설정된 파장영역에서 Base Line을 맞춘다.

⑤흡수스펙트럼을 통해 최대흡수파장을 결정한다.

⑥결정된 최대흡수파장(273㎚ 부근)으로 파장을 맞춘다.

⑦Quartz Cell(층장 10㎜)에 검액을 넣고 흡광도를 측정한다.

## (5) Calculation (계산)

$$\text{구아이페네신 } (C_{10}H_{14}O_4)\text{의 양 (mg)} = \frac{A}{117} \times 20000$$

## (6) Bibliography (관련문헌)


A. 'Handbook of fine Chemicals', Aldrich advancing Science, Aldrich

B. '의약품분석을 위한 기기분석실무', 이준걸 편저, 오성미디어

C. '대한약전 수재 의약품의 분석', 이준걸 편저, 오성미디어


**참고2** 자외-가시부 흡광도측정법에 의한 정량법

자외-가시부 흡광도측정법에 의한 정량은 (1)표준물질을 사용하는 방법, (2)비흡광도를 사용하는 방법(절대흡수법), (3)검량선을 사용하는 방법 등이 있는데 이 중 (1), (3)의 방법은 실험1 리보플라빈의 정량에서 언급하였으며, 여기서는 (2)비흡광도를 사용하는 방법에 대하여 설명하도록 한다.

(2) 비흡광도를 사용하는 방법 (절대흡수법)

미리 순품에 대한 $E^{1\%}_{1cm}$가 판명되어 있는 경우 그 값을 이용하여 정량하는 방법으로 필수조건은 E값이 정확할 것, 셀의 길이가 정확히 1㎝일 것, 측정파장이 정확할 것, 분광광도계의 정밀도가 양호할 것 등이다.
보통 "흡수극대파장에서 흡광도를 측정한다."로 되어있고 monochrometer의 slit 폭은 규정되어 있지 않다. 그러나 피토나디온은 극대흡수대의 폭이 좁기 때문에 피토나디온에서는 파장(248.5㎚)과 모노크로메터의 slit 폭(0.5㎚)을 엄밀하게 규정하고 있다. 또 불순물에 의해 흡수에 차이를 일으키기 때문에 특수한 방법을 사용하는 예도 있다.(비타민 A 정량법)
시료용액(a g/v L)의 흡광도 A를 층장 1㎝에서 측정하여 순물질의 비흡광도를 기준으로 한 시료 중의 순물질의 양(㎎)을 다음 식을 이용하여 구한다.

$$x = \frac{A}{E^{1\%}_{1cm}} \times f, \qquad f = 10^3\, v$$

예) 토코페롤 Tocopherol (비타민 E)

| 흡광도 $E^{1\%}_{1cm}$ (292nm) : 71.0 ~ 76.0 (10mg, 무수에탄올, 200㎖) |
|---|

토코페롤 10mg을 정확하게 취하여 무수에탄올에 녹여 200㎖로 하여 극대파장 292nm에서 흡광도를 측정하여 $E^{1\%}_{1cm}$를 계산할 때 그 값은 71.0 ~ 76.0이어야 함을 의미한다.

(정량 예1) 초산코르티손 수성 현탁주사액

약전수재 의약품 중에는 여러 종류의 스테로이드 부신피질 호르몬이 수재되어 있으며, 항염증약 등으로 널리 쓰이고 있다. 이들 호르몬 류의 $E^{1\%}_{1cm}$ 가 판명되어 있어, 이것을 이용하여 정량하는 경우가 많다. 초산코르티손 수성 현탁주사액은 초산 코르티손을 가지고 주사제의 제법에 따라 만든 수성 현탁주사제로, 이것을 정량할 때 표시량의 90.0~110.0%에 해당하는 초산 코르티손($C_{23}H_{30}O_6$: m.w. 402.49)을 함유한다. 초산 코르티손의 $E^{1\%}_{1cm}$ 는 390이다.

조작) 이 약을 잘 흔들어 섞고, 초산코르티손으로 약 50㎎에 해당하는 약을 정밀하게 달아 메탄올을 넣어서 정확하게 250㎖로 한다. 이 액 5㎖를 정확하게 취하여 메탄올을 넣어 정확히 100㎖로 한다. 이 액을 가지고 흡광도 측정법에 따라 시험하여 238㎚ 부근의 흡수극대 파장에서의 흡광도 A를 측정한다.

$$초산코르티손(C_{23}H_{30}O_6)의\ 양(mg) = \frac{A}{390} \times 50{,}000$$

> 예제 1)
> 표준품인 cortisone acetate(m.w.=402) 0.01g을 취하여 100㎖ 메탄올에 녹여서 그 중에서 10㎖를 취하여 다시 메탄올을 가해 100㎖로 희석하여 측정한 용액의 흡광도는 A=0.390(λ=238㎚)이었다.
> ① 238㎚에서 $E^{1\%}_{1cm}$ (238㎚)와 ε를 구하시오.
> ② 이 약품의 미지농도 메탄올 용액의 흡광도 측정 시 A=0.5 이었

다. 이 용액의 함량을 계산하시오.

풀이1) $E_{1cm}^{1\%} = (0.390 \times 10)/0.01 = 390$

$$\varepsilon = E_{1cm}^{1\%} \times \frac{MW}{10} = (390 \times 402)/10 = 15{,}678$$

풀이2) $C(\%) = 0.5/390 = 0.0013\%$

예제 2)
약전수재 carbamazepine을 건조 후에 0.05g을 정밀하게 취하여 에탄올에 녹여 250㎖로 했다. 이 액 5㎖를 정확히 취하여 에탄올을 가해서 정확히 100㎖로 했다. $\lambda_{max}$ 285㎚에서 이 용액의 흡광도 A를 측정했다. 다음 식의 (　)를 완성하시오.

$$Carbamazepine(C_{15}H_{12}N_2O)\text{의 양 }(mg) = \frac{A}{490} \times (\quad)$$

풀이) $E_{1cm}^{1\%} = A/[C(\%) \times L(cm)]$ 여기서, L=1㎝ 이다.

따라서 $C(\%) = A/E_{1cm}^{1\%}$ 이다. A/490은 이 용액의 % 농도로 표시되므로, 100㎖ 중 carbamazepine의 g수를 의미한다.
따라서 carbamazepine의 g수는 ㎎ 수로 환산(1g→1000㎎)하여 구하고, 희석배수를 구하여 곱한다.

$$Carbamazepine(C_{15}H_{12}N_2O)\text{의 양}(mg) = \frac{A}{490} \times \text{희석배수} \times 1000\text{이므로}$$

희석과정 ①에서 0.05g → 250㎖ 이므로 희석배수는 2.5
희석과정 ②에서 5㎖ → 100㎖ 이므로 희석배수는 20이다.
총 희석배수는 2.5 X 20 = 50이므로 (　　)는 50 X 1000 = 50,000이다.

예제 3)
Nitrofurazone(m.w.=198.14)을 함유한 제제 95.50㎎을 에탄올로 녹여 100㎖로 하였다. 이 중 1㎖를 취하여 10㎖로 희석하여 λ =375㎚, 1㎝ 층장에서 흡광도를 측정하니 0.810이었다. 이 제제 중 nitrofurazone[$E_{1cm}^{1\%}$(375nm) = 790]의 함량을 구하시오. 단, 이 제제 중에 nitrofurazone 이외의 물질은 375㎚에서 흡수가 없다.

풀이) (0.810/790) x (100/95.5) x 100 = 10.7%

예제 4)
약전수재 aspirin(m.w.=180.16)의 $\varepsilon_{max}$=1,225 ($\lambda_{max}$=277㎚)이다. $E^{1\%}_{1cm}$(277㎚)를 환산하시오.

풀이) $\varepsilon = E^{1\%}_{1cm} \times \frac{MW}{10}$ 이므로

$$E^{1\%}_{1cm} = \frac{\epsilon \times 10}{MW} = \frac{(1,225 \times 10)}{180.16} = 67.995$$

# 보고서(Report)

**(1). 실험일시:** 20 . . . **실험조:** _____조, **성명**__________

**(2). 실험제목:** **구아이페네신(Guaifenesin) 정량**

**(3). 실험목적:** ____________________

____________________

**(4). 실험원리:** ____________________

____________________

____________________

____________________

**(5). 실험순서: (본문참고)**

**(6). 실험결과:**

A. 구아이페네신의 흡수스펙트럼 분석(흡수곡선 그래프 부착)

※ 구아이페네신의 최대흡수파장 = ______________ nm

구아이페네신 검액의 흡광도 값

| | 흡광도 @(　　　　)nm |
|---|---|
| 구아이페네신 원료의약품 | |
| ※ 정량에 사용된 구아이페네신의 질량 : ______________ mg | |

**(7). 계산:**

※ 구아이페네신 ($C_{10}H_{14}O_4$)의 양 (mg) = $\frac{A}{117} \times 20000$

※ 함유율(%) = $\frac{(\quad\quad\quad)mg}{(\quad\quad\quad)mg} \times 100$ = (　　　　)%

**(8). Discussion (고찰)**

## 실험3 말레인산클로르페니라민정 정량

Chlorpheniramine Maleate Tablets (USP, JP),
Chlorphenamine / Chlorpheniramine Tablets (BP)
말레산클로르페니라민 정
이 약은 정량할 때 표시량의 93.0 ~ 107.0 %에 해당하는 dl-말레인산클로르페니라민 ($C_{16}H_{19}ClN_2 \cdot C_4H_4O_4$ : 390.86)을 함유한다.

### (1) General Discussion

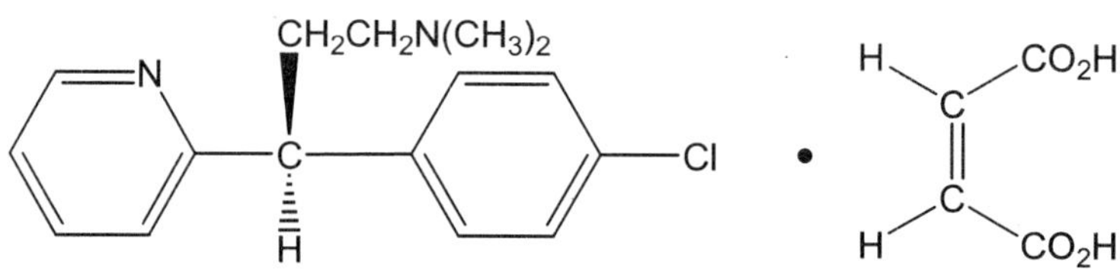

말레인산클로르페니라민은 항히스타민제 (H1 수용체차단제), 제 3급 아민-피리딘계로서 Schering사의 Sperber, Papa, Schwenk 등의 연구로 1947년 초에 합성되고, Tislow 등(1949)이 생리작용을 보고하였다. 항히스타민약제 중 가장 작용이 강하고 부작용이 작은 것 중 하나이다. 이 약은 부제탄소 1개를 갖는 racemi체 이지만 d -체 만의 제품도 있다.

말레인산은 빙초산 중에서는 그 산성을 나타내지 않기 때문에 말레인산크로르페니라민(CPM)을 그 염기와 같이 적정하여도(클로르페니라민처럼 적정하더라도) 양호하게 정량할 수 있다. 지시약법에 의한 경우는 염화메칠로자닐린액의 농도에 따라 색조가 약간 다르고 피적정액의 완충작용이 작을 때는 염기성을 띄기 때문에 주의를 요한다. 염화메칠로자닐린의 0.5% 빙초산 용액 2방울을 쓴 보고가 있다. $C_{16}H_{19}ClN_2 \cdot C_4H_4O_4$ 1분자 (390.87)는 2당량으로 0.1mol/L 과염소산 20,000mℓ를 소비하기 때문에 0.1mol/ℓ 과염소산 1mℓ는 $C_{16}H_{19}ClN_2 \cdot C_4H_4O_4$ 19.543 mg에 대응한다.

말레인산클로르페니라민정의 정량은 순품에 대한 비흡광도($E^{1\%}_{1cm}$) 값이 판명되어 있으므로 비흡광도(절대흡수법)를 사용하여 정량한다.

**(2) Apparatus (장치 및 기구)**

A. 장치

UV-Vis. Spectrophotometer, Chemical Balance, Ultra Pure Water System(or Distilled Water System), Separation Funnel Shaker, Centrifuge, Separation Funnel Stand

B. 초자기구류

Separation Funnel(100~250mℓ), △ Funnel, Hole Pipet(2mℓ, 5mℓ, 10 mℓ, 20mℓ, 50mℓ), Volumetric Flask(25mℓ, 50mℓ), Cell(Quartz, 층장10 mm), Beaker(100~300mℓ), Pincette, Filter Paper(5A, 5C), Litmus Paper(Red),

(3) Reagents (**시약 및 시액**)

A. 말레인산클로르페니라민정(Chlorpheniramine Maleate Tablets; CPM)
페니라민정(유한양행, 항히스타민제, 말레인산클로르페니라민 2mg/1정)

B. 에텔(Diethyl Ether, Ether, Ethyl Ether), $C_4H_{10}O$
$C_2H_5OC_2H_5$, $(CH_3CH_2)_2O$
(FW 74.12, PRA Grade, ≥99.9%, Aldrich cat. no. 455156-4×4L)

C. 0.5mol/ℓ 황산시액
황산 30mℓ를 물 1000mℓ 중에 섞으면서 천천히 넣은 다음 방냉한다.

D. 0.25mol/ℓ 황산시액
황산 15mℓ를 물 1000mℓ 중에 섞으면서 천천히 넣은 다음 방냉한다.

E. 0.05mol/ℓ 황산시액
0.5mol/ℓ 황산시액 100mℓ에 물을 넣어 1000mℓ로 한다.

F. 수산화나트륨 시액

수산화나트륨 4.3g에 물을 넣어 녹여 100㎖로 한다.(1㏖/ℓ) PE병에 보관.

## (4) **Procedure (실험순서)**

A. C.P.M 성분을 물 층(0.05㏖/L 황산시액)으로 분배

①이 약 20정의 질량을 정밀하게 칭량하고 기록한다.

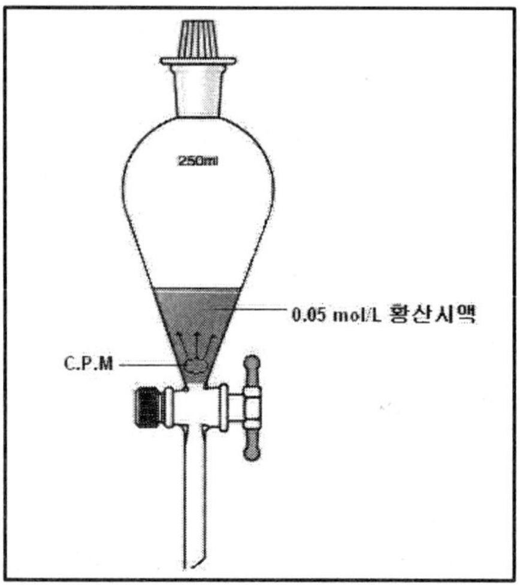


그림1. C.P.M. 성분 분배

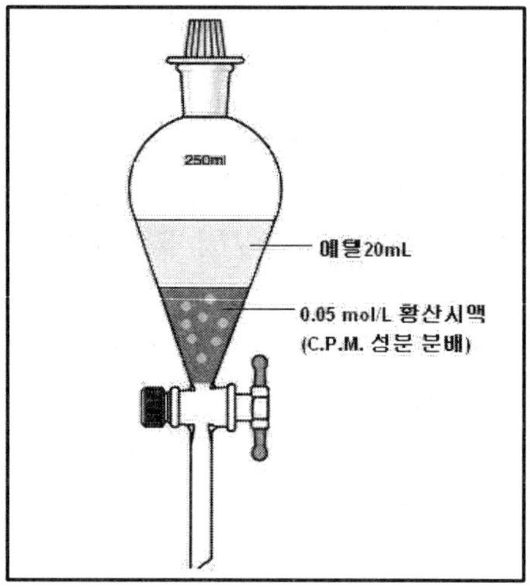


그림2. 물과 에텔 층 분리

②이 약 20정을 막자사발에 넣고 가루로 한다.

③CPM 약 3㎎에 해당하는 량을 정밀하게 칭량하고 기록한다.

④칭량된 량을 100~250㎖ 용량의 분액깔때기에 넣는다.

⑤0.05㏖/ℓ 황산시액 20㎖를 투입하고 5분간 흔들어 섞는다.(그림1.)

⑥에텔 20㎖를 넣고 때때로 흔들어 섞는다. (2~3분간)
(흔들어 섞는 중간에 분액깔때기 마개를 열어 가스를 배출시킨다.)

⑦필요하면 원심분리한다.(생략가능)

⑧5분간 정치시켜 물 층(하부)과 에텔 층(상부)을 분리한다.(그림2.)

⑨건조여과지를 이용하여 물 층을 다른 분액깔때기로 여과하여 옮긴다.
(5A or 5B 여과지 사용)

B. 에텔 층의 시험과정

⑩에텔 층에 0.05㏖/ℓ 황산시액 10㎖를 투입하여 5분간 추출한다.(1회)

⑪5분간 정치시키고 물 층(하부)과 에텔 층(상부)을 분리한다.

⑫분리된 물 층을 ⑨과정에서 옮긴 물 층에 합한다.

⑬에텔 층에 0.05mol/ℓ 황산시액 10㎖를 투입하여 5분간 추출한다.(2회)
⑭5분간 정치시키고 물 층(하부)과 에텔 층(상부)을 분리한다.
⑮분리된 물 층을 ⑨과정에서 옮긴 물 층에 합하고 에텔 층은 버린다.
⑯옮길 때 사용한 여과지를 소량의 0.05mol/ℓ 황산시액 으로 씻고 씻은 액을 ⑨과정에서 옮긴 물 층에 합한다.

※ 산성조건하에서는 C.P.M. 성분이 에텔 층으로 분배되지 않고 물 층(0.05mol/ℓ 황산시액 층)에 남아 있게 된다.
에텔 층의 시험과정은 산성조건에서 시험에 사용된 C.P.M. 성분이 물 층(0.05mol/ℓ 황산시액 층)에 모두 분배되어야 하지만 혹시라도 에텔 층에 조금이라도 분배되어 있을 지도 모르는 C.P.M. 성분을 물 층으로 완전히 분배시키기 위한 과정이다.

C. 물 층의 시험과정

⑰각 단계(⑨,⑫,⑮,⑯)에서 모은 물 층에 수산화나트륨시액을 투입한다. (소량씩 투입하면서 적색리트머스시험지가 약간청색이 될 때 까지)
⑱여기에 수산화나트륨시액 2㎖를 추가적으로 투입한다.(그림3.)
⑲물 층에 에텔 50㎖를 넣고 흔들어 섞으면서 5분간 추출한다.(1회)
⑳5분간 정치시키고 물 층(하부)과 에텔 층(상부)을 분리한다.
㉑물 층을 다른 분액깔때기로 옮기고 에텔 층은 따로 보관한다.
㉒물 층에 에텔 50㎖를 넣고 흔들어 섞으면서 5분간 추출한다.(2회)
㉓5분간 정치시키고 물 층(하부)과 에텔 층(상부)을 분리한다.(그림4.)
㉔물 층은 버리고 에텔 층을 ㉑에서 보관된 에텔 층과 합한다.
㉕합해진 에텔 층(100㎖)에 물(증류수) 20㎖를 넣고 흔들어 섞어 에텔 층을 씻은 후 5분간 방치하여 분리한다.
㉖분리된 물(증류수)은 버리고 에텔 층만 따로 보관한다.

※ 알칼리성조건하에서는 물 층(0.05mol/ℓ 황산시액 층)에 분배되어있던 C.P.M. 성분이 에텔 층으로 분배된다.
따라서 이 과정은 물 층에 분배되어 있는 C.P.M. 성분을 알칼리성조건에서 에텔 층으로 분배시켜주는 과정이다.

D. 흡광도 분석을 위한 시험과정

㉗전 단계(㉖)에서 모은 에텔 층에 0.25mol/ℓ 황산시액 20㎖를 투입하여

5분간 추출한다.(1회) (그림5.)
㉘5분간 정치시키고 물 층(하부)과 에텔 층(상부)을 분리한다.
㉙물 층을 50㎖ Volumetric Flask로 옮겨서 보관한다.
㉚에텔 층에 0.25㏖/ℓ 황산시액 20㎖를 투입하여 5분간 추출한다.(2회)
㉛5분간 정치시키고 물 층(하부)과 에텔 층(상부)을 분리한다.
㉜물 층을 ㉙에서 보관한 50㎖ Volumetric Flask내로 옮긴다.
㉝에텔 층에 0.25㏖/ℓ 황산시액 5㎖를 투입하여 5분간 추출한다.(3회)
㉞5분간 정치시키고 물 층(하부)과 에텔 층(상부)을 분리한다.
㉟물 층을 ㉙에서 보관한 50㎖ Volumetric Flask내로 옮긴다.
㊱남은 에텔 층은 버린다.
㊲0.25㏖/ℓ 황산시액으로 50㎖ Volumetric Flask의 표선을 맞춘다.
㊳이 액(㊲) 10㎖을 정확히 취하여 25㎖ Volumetric Flask에 넣는다.
㊴0.25㏖/ℓ 황산시액으로 25㎖ Volumetric Flask의 표선을 맞춘다.
㊵이 액으로 파장 265㎚ 부근의 흡수극대파장에서 흡광도를 측정한다.

※ 에텔 층에 분배된 C.P.M. 성분을 다시 물 층(0.25㏖/ℓ 황산시액)으로 분배시키는 단계로 이 과정이 진행되려면 액성이 알칼리성에서 산성으로 바꿔져야 하므로 0.05㏖/ℓ이 아닌 0.25㏖/ℓ의 진한 농도 황산시액을 사용한다.

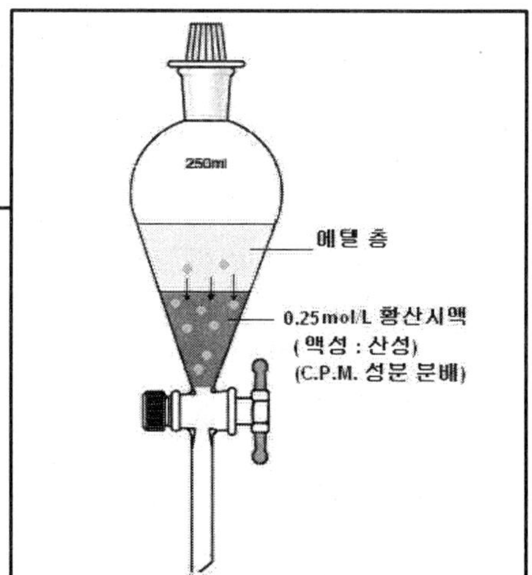

그림5. 물 층으로 분배(산성)

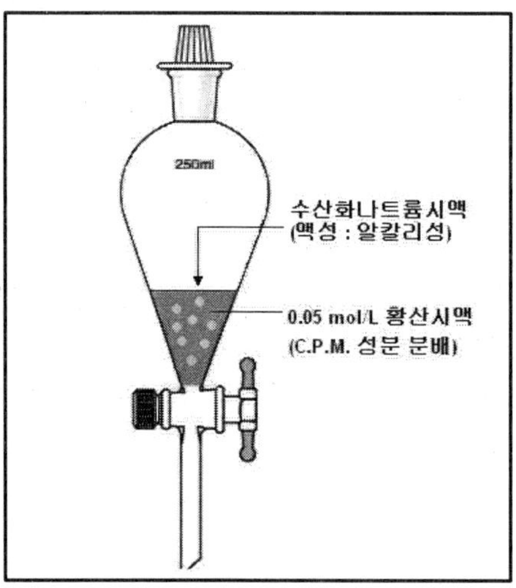

그림3. 알칼리성으로 전환

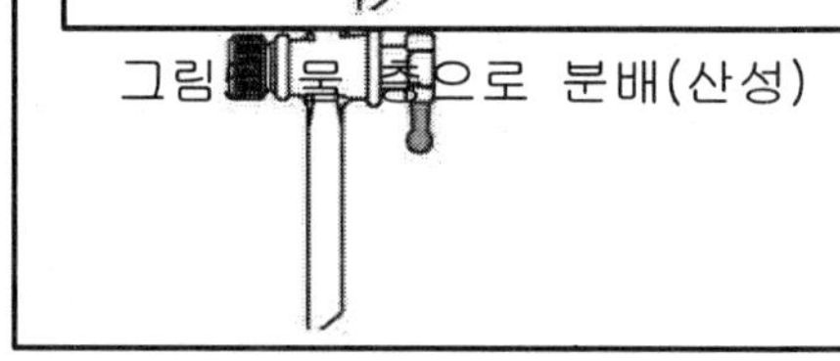
그림4. 에텔 층으로 분배

B. Analysis (분석)

①흡광광도계를 10분간 워밍업 한다.

②흡광광도계의 각 조건을 설정한다. (흡수스펙트럼분석)

③스펙트럼을 분석할 파장영역을 설정한다.(210~400㎚)

④0.25㏖/ℓ 황산시액을 Blank로 하여 설정된 파장영역에서 Base Line 을 맞춘다.(물을 Blank로 사용하여도 가능함.)

⑤흡수스펙트럼을 통해 최대흡수파장을 결정한다.

⑥결정된 최대흡수파장(265㎚ 부근)으로 파장을 맞춘다.

⑦Quartz Cell(층장 10㎜)에 검액을 넣고 흡광도를 측정한다.

## (5) Calculation (계산)

$$\text{말레인산클로르페니라민 } (C_{16}H_{19}ClN_2 \cdot C_4H_4O_4)\text{의 양 (mg)} = \frac{A}{210} \times 1250$$

## (6) Bibliography (관련문헌)


A. 'Handbook of fine Chemicals', Aldrich advancing Science, Aldrich

B. '의약품분석을 위한 기기분석실무', 이준걸 편저, 오성미디어

C. '대한약전 수재 의약품의 분석', 이준걸 편저, 오성미디어

# 보고서(Report)

(1). 실험일시: 20 . . . 실험조: ____조, 성명__________

(2). 실험제목: 말레인산클로르페니라민정의 정량

(3). 실험목적: ______________________________

______________________________

(4). 실험원리: ______________________________

______________________________

______________________________

______________________________

(5). 실험순서: (본문참고)

(6). 실험결과:

A. 말레인산클로르페니라민의 흡수스펙트럼 분석(흡수곡선 그래프 부착)

※ 말레인산클로르페니라민의 최대흡수파장 = ______________ nm

말레인산클로르페니라민 검액의 흡광도 값

| | 흡광도 @(            )nm |
|---|---|
| 말레인산클로르페니라민 | |
| ※ 정량에 사용된 말레인산클로르페니라민의 질량: ___________ mg | |

## (7). 계산:

※ 말레인산클로르페니라민 ($C_{16}H_{19}ClN_2 \cdot C_4H_4O_4$)의 양 (mg) = $\frac{A}{210} \times 1250$

※ 함유율(%) = $\frac{(\qquad)mg}{(\qquad)mg} \times 100 = (\qquad)\%$

## (8). Discussion (고찰)

# 실험4 덱스트란 40(Dextran 40) 정량

덱스트란 40, Dextran (INN), Dextran 40 for injection (BP, EP), Dextran 40 (JP)
이 약을 건조한 것은 정량할 때 덱스트란 40 98.0 ~ 102.0 %를 함유한다.

## (1) General Discussion

이 약은 Lactobacillaceae에 의한 백당의 발효에 의해 생산된다. 당류를 부분 분해한 것으로 평균분자량은 약 40000이며 다당계의 혈장증량액이다.

이 약은 흰색의 무정성 가루로 냄새 및 맛은 없고 에탄올 또는 에텔에 거의 녹지 않는다. 이 약은 물에 천천히 녹으며 흡습성이다.

혈장증량약 : Ringer 액과 Lock 액은 혈관 내에서의 저류시간이 짧아 장시간 혈압을 유지할 수 없으므로 dextran 등 기타 혈장증량제가 쓰인다. 이 약 10 w/v% (dextran 70의 경우는 6 w/v%)에 생리식염액을 용해한 것은 혈장에 가까운 점조도, 삼투압 및 비중을 가지며, 장시간 혈액 중에 머물고 매우 서서히 포도당으로 되어 동화되고 5일 후에 혈액에서 소실한다.

## (2) Apparatus (장치 및 기구)

A. 장치

Polarimeter, Chemical Balance, Ultra Pure Water System(or Distilled Water System), Dry Oven

B. 초자기구류

Volumetric Flask(50㎖), Desiccator, Observation Tube(층장100㎜),

(3) Reagents (**시약 및 시액**)

A. 덱스트란 40 (Dextran 40)

(4) **Procedure (실험순서)**

①이 약을 건조하여 약 3g 을 정밀하게 단다.(칭량 값 기록)

②50㎖ Volumetric Flask에 넣고 물에 녹여 표선을 정확히 맞춘다.

③이 액을 100㎜ 관측 관에 넣고 20±1℃에서 선광도 $\alpha_D$를 측정한다.

**(5) Calculation (계산)**

$$덱스트란\ 40의\ 양\ (mg) = \alpha_D \times 253.8$$

**(6) Bibliography (관련문헌)**

A. 'Handbook of fine Chemicals', Aldrich advancing Science, Aldrich

B. '의약품분석을 위한 기기분석실무', 이준걸 편저, 오성미디어

C. '대한약전 수재 의약품의 분석', 이준걸 편저, 오성미디어

**참고3** 선광도(angle of Rotation) 및 비선광도(Specific Rotation)

빛은 전자기파의 연속된 파동의 현상으로 볼 수 있으며 아래의 그림과 같이 서로 직교하는 전기장과 자기장의 파동으로 이루어져 있다.

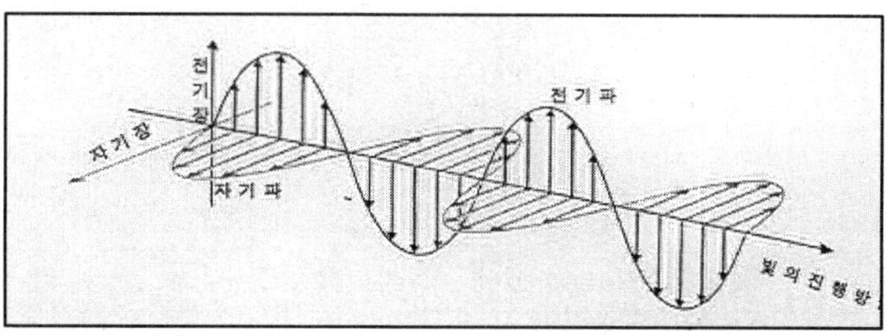


만약 빛의 진행방향과 수직이 되는 위치에서 전기장을 관찰한다면, 전기장은 아래의 그림(a)와 같이 진행방향과 수직인 모든 평면에 대해서 진동한다는 것을 알 수 있다.

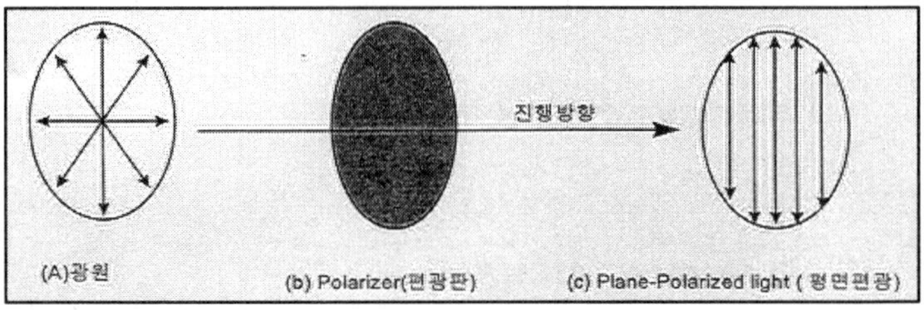


이렇게 모든 방향에 대해서 진동을 가지는 빛은 위의 그림(b)에 있는 Polarizer(편광판)를 지나면서 그림(c)의 Plane Polarized light (평면편광)로 바뀐다.
이렇게 Polarizer를 지난 평면편광은 앞의 그림에서 보는 것과 같이 cell 안에 들어있는 Optical activity(광학활성)를 가지는 시료를 지나면서 회전을 한다. Sample을 통과하여 나온 빛은 polarizer에 의해서 평면편광으로 바뀐 빛이기 때문에 analyzer에 설치된 편광판의 편광면과 일치하지 않는 각도에서는 analyzer를 투과하지 못한다. 이때 analyzer에 있는 편광판은 계속해서 회전을 하면서 detector인 P.M.T(광전증배관)에 빛이 감지되는 각도를 찾는다.

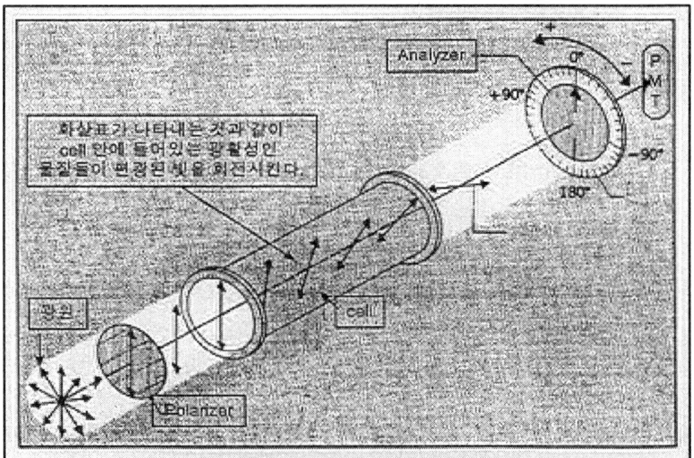


<Polarimeter의 구조도>

이렇게 detector에 빛이 감지되면 analyzer는 회전을 멈추고 회전된 각도를 읽게 된다. 이때 읽은 값이 선광도(Optical rotation)가 된다.

물질과 그 용액은 편광면을 오른쪽 또는 왼쪽으로 회전시키는 성질(광학활성, 선광성)을 갖는 것이 있다. 이 성질은 물질의 화학구조(광학이

성)에 관계가 있으며, 편광면을 오른쪽으로 회전시키는 것을 우선성(+), 왼쪽으로 회전시키는 것을 좌선성(-)이라 부르며, 선광성의 강약은 선광계(Polarimeter)로 측정한다.

1) 선광도(angle of rotation; $\alpha$)

편광면의 회전각도로 선광도의 값은 광학 활성물질용액의 농도와 층장에 비례한다. 또 광의 파장과 측정온도에도 관계가 있는 것으로 $\alpha_x^t$로 표기하고 온도 t, 단색광의 파장 x를 부기한다.(예로써 온도 20℃, D라 기재하는 경우는 나트륨스펙트럼 D선: $\alpha_D^{20}$)

2) 비선광도(specific rotation; $[\alpha]$ )

단위길이, 단위농도에서의 선광도를 비선광도라 하며 다음 식으로 구한다.

$$[\alpha]_x^t = \frac{100 \times \alpha}{\ell \times C}$$

$\alpha$: 편광면을 회전시킨 각도

$\ell$ : 검액의 층장, 즉 측정에 사용한 측정관의 길이(㎜)

C : 용액 1㎖ 중의 검체의 g수 (액체물질 자체를 검체로 하는 경우에는 밀도, 다만, 따로 규정이 없는 한 밀도 대신 비중을 사용)

선광도의 측정은 당류, 아미노산, 비타민, 호르몬, 알칼로이드 등 많은 광학적 활성물질의 동정, 순도시험, 정량법 등에 이용된다.

파장을 바꾸었을 때의 선광도의 변화를 선광분산(optical rotatory dispersion, ORD)이라 부르며, ORD에서는 화합물의 흡수대에서 선광도가 현저한 변화를 보이는 현상을 나타내는데 이것을 Cotton 효과라고 한다.

또 파장을 바꾸었을 때의 분자타원계수(좌우 원편광에 ei한 몰흡광계수의 차이를 나타내는 계수)의 변화를 원편광이색성(圓偏光二色性, circular dichroism, CD)라 부른다. 이들은 분자구조의 절대배위의 결정 또는 고분자화합물의 고차구조의 해석에 유용하다.

## 참고4 POLAX-2A (ATAGO) 선광계의 작동법

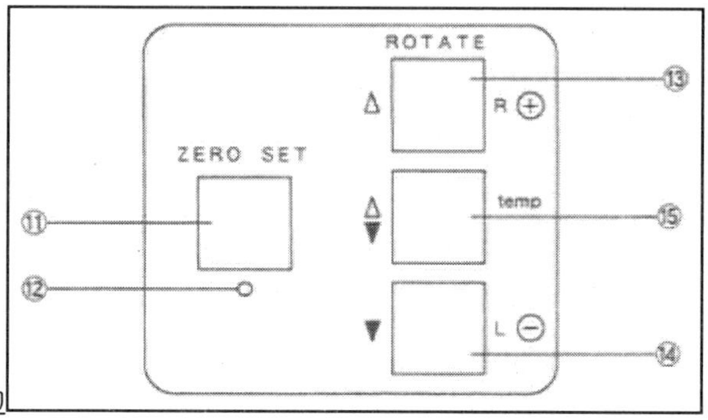


**Flow Sheet**

①전원케이블을 연결하고 기기를 켠다.(Warming up)

②관측관내에 증류수로 가득 채우고 시료부 중앙에 올려놓는다.

③0점 조절램프(Zero Set)가 켜져 있는지 확인한다.

④꺼져있으면 Shift/temp스위치와 회전스위치를 동시에 눌러서 0점 조절램프가 켜지도록 한다.

⑤접안렌즈를 통해 양 쪽

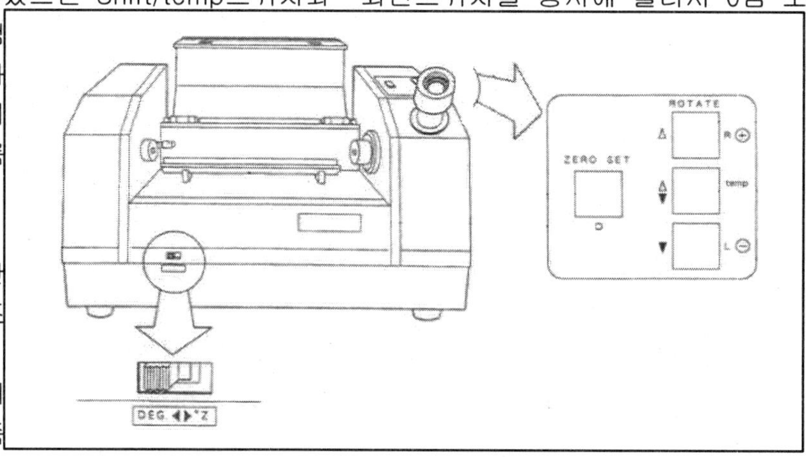

반원의 밝기를 확인하고 회전스위치를 눌러 양쪽반원의 밝기를 같게 한다.

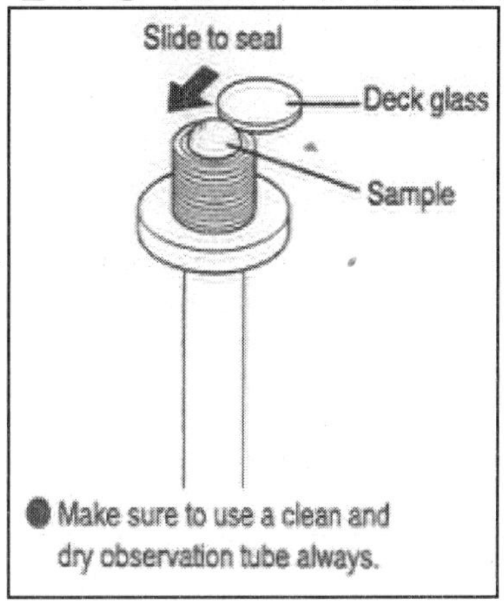


⑥양쪽반원의 밝기가 같아졌을 때 0점 조절스위치를 누른다.
표시 창에 표시된 수치가 “0.00” 인지 확인한다.

⑦관측관내에 시료를 가득 채우고 시료부 중앙에 올려놓는다.

⑧접안렌즈를 통해 양쪽 반원영역을 관찰한다.
(양쪽의 밝기가 다르게 관찰된다.)

⑨오른쪽 반원이 밝은 경우(우선광물질)는 오른쪽방향 회전스위치를 눌러 양쪽의 밝기를 같게 한다.

⑩왼쪽반원이 밝은 경우 (좌선광물질)는 왼쪽방향 회전스위치를 눌러 양쪽의 밝기를 같게 한다.

⑪이때 양쪽의 반원영역의 밝기가 동일해지는 부분에서 표시창에 나타나는 수치가 시료의 회전각도가 된다.

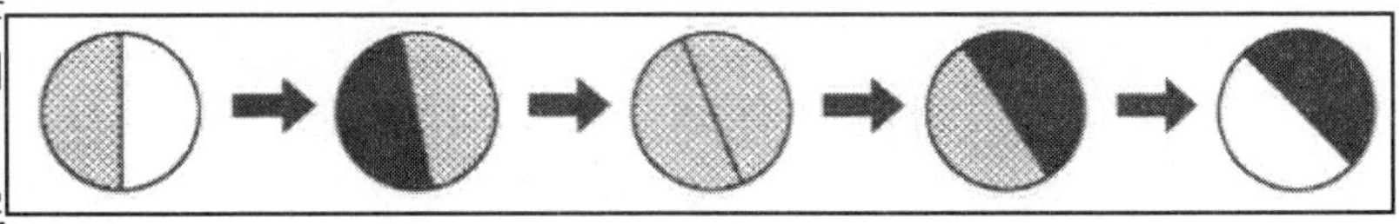

**관측관 용액주입방법**

①조임링의 한쪽을 반시계 방향으로 돌려서 제거한다.

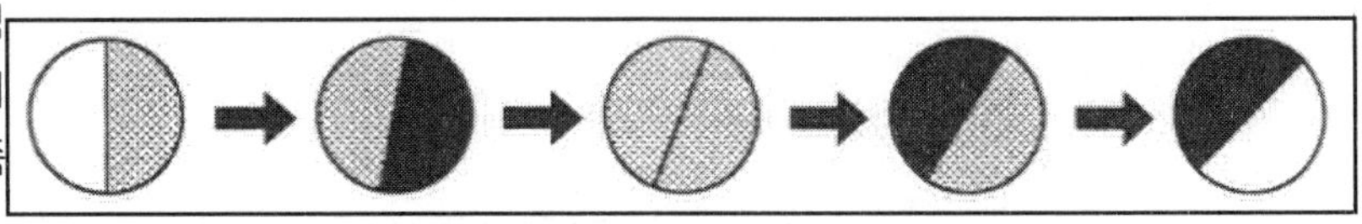

②고무링과 deck 유리판을 제거한다.

③관측관을 수직으로 유지한다.
④시료 액을 붓는다.(시료 표면이 둥글게 될 때 까지)
⑤deck 유리판을 유리관 끝에 올린다.
⑥천천히 밀어서 유리판을 덮는다.
⑦고무링을 deck 유리판 위에 넣고 조임링으로 조인다.
⑧만일 유리관 내에 공기방울이 있으면 air trap에 모은다.

**POLAX-2A(ATAGO)**에서 제공되는 관측관

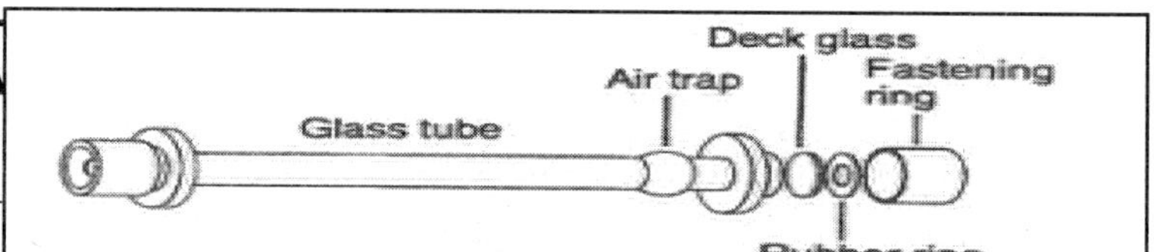

Figure 4-2

①100㎜(vol. 5㎖) : 착색되거나 혼탁한 시료의 측정
②200㎜(vol. 10㎖): 높은 측정결과를 원하는 경우, 높은 투과도를 갖는 시료

※혼탁한 시료를 측정 할 경우는 측정에 큰 방해를 받으므로 측정 전에 여과를 실시해야 한다.

## 보고서(Report)

(1). 실험일시: 20 . . . 실험조: _____조, 성명__________

(2). 실험제목: **덱스트란 40 정량**

(3). 실험목적: ______________________________

(4). 실험원리: ______________________________

(5). 실험순서: (본문참고)

(6). 실험결과:

| 항 목 | 결 과 |
|---|---|
| 측정온도 | ℃ |
| 선광성 | 우선성(+) / 좌선성(-) |
| 선광도 ($\alpha$) | |
| 관측관의 길이 ($\ell$) | |
| 용액 1㎖ 중 검체의 g수 ($C$) | |
| ※ 정량에 사용된 덱스트란 40의 질량: __________ mg | |

(7). 계산:

※ 덱스트란 40의 양 (mg) $= \alpha_D \times 253.8$

※ 함유율(%) $= \dfrac{(\qquad)mg}{(\qquad)mg} \times 100 = (\qquad)\%$

(8). Discussion (고찰)

______________________________

## 실험5 포도당(Glucose) 정량

Dextrose (USP), Anhydrous Glucose (BP, EP), (monohydrate) Glucose (IP, JP): $C_6H_{12}O_6$ : 180.16
이 약을 건조한 것은 정량할 때 포도당 [D-글루코피라노즈 ($C_6H_{12}O_6$)] 99.5 % 이상을 함유한다.

## (1) General Discussion

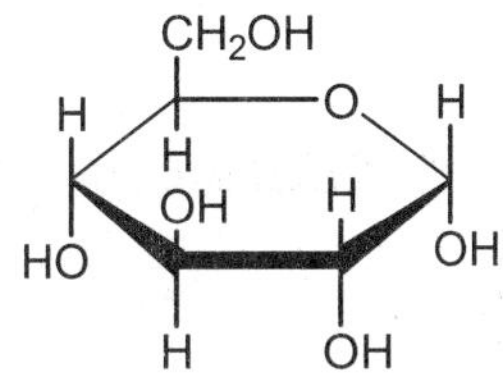


이 약은 α-D-글루코피라노즈, β-D-글루코피라노즈 또는 그 혼합물이다. 이 약은 흰색의 결정 또는 결정성 가루로 냄새는 없고 맛은 달다. 이 약은 물에 잘 녹으며 열 에탄올에 녹고 에탄올에 녹기 어려우며 에텔에는 거의 녹지 않는다.

경구 투여된 포도당은 위장관에서 신속히 흡수되어 혈액 중에 들어가서 체내에서 대사되어 에너지원으로 된다.

## (2) Apparatus (장치 및 기구)

A. 장치

Polarimeter, Chemical Balance, Ultra Pure Water System(or Distilled Water System), Dry Oven

B. 초자기구류

Volumetric Flask(100㎖), Desiccator, Observation Tube(층장100㎜),

## (3) Reagents (시약 및 시액)

A. 포도당(Glucose), Dextrose

(FW 180.16, mp 153~156℃, anhydrous $[\alpha]_D^{20}$ +52°, c=10 in $H_2O$)
(Sigma-Aldrich, cat. no. 158968-500G)

B. 암모니아수(Ammonia water), $NH_4OH$

(암모니아수, 최순품, 밀도 0.980 g/㎖, 함량 28~30%)

C. 암모니아시액

암모니아수(28) 400㎖에 물을 넣어 1000㎖로 한다.(10%)

(4) **Procedure (실험순서)**

①이 약을 건조하여 약 10g 을 정밀하게 단다.(칭량 값 기록)
②암모니아시액 0.2㎖ 및 물에 녹여 정확히 100㎖ 로 한다.
③30분간 방치한다.
④100㎜ 관측관에 넣고 20±1℃에서 선광도 $\alpha_D$를 측정한다.

**(5) Calculation (계산)**

$$\text{포도당 } (C_6H_{12}O_6)\text{의 양 (mg)} = \alpha_D \times 1895.4$$

**(6) Bibliography (관련문헌)**

A. 'Handbook of fine Chemicals', Aldrich advancing Science, Aldrich
B. '의약품분석을 위한 기기분석실무', 이준걸 편저, 오성미디어
C. '대한약전 수재 의약품의 분석', 이준걸 편저, 오성미디어

# 보고서(Report)

(1). 실험일시: 20 . . . 실험조: ____조, 성명__________

(2). 실험제목: **포도당(Glucose) 정량**

(3). 실험목적: ______________________________

______________________________

(4). 실험원리: ______________________________

______________________________

______________________________

______________________________

(5). 실험순서: (본문참고)

(6). 실험결과:

| 항 목 | 결 과 |
|---|---|
| 측정온도 | ℃ |
| 선광성 | 우선성(+) / 좌선성(-) |
| 선광도 ($\alpha$) | |
| 관측관의 길이 ($\ell$) | |
| 용액 1mℓ 중 검체의 g수 ($C$) | |
| ※ 정량에 사용된 포도당의 질량: ______________ mg | |

(7). 계산:

※ 포도당 ($C_6H_{12}O_6$)의 양 (mg) = $a_D \times 1895.4$

※ 함유율(%) = $\dfrac{(\qquad)mg}{(\qquad)mg} \times 100$ = (      )%

## (8). Discussion (고찰)

# 실험6 포도당주사액(Glucose Injection) 정량

Dextrose Injection (USP), Glucose Intravenous Infusion (BP), Glucose Injection (JP)
이 약은 수성의 주사제로 정량할 때 표시량의 95.0 ~ 105.0 %에 해당하는 포도당($C_6H_{12}O_6$ : 180.16)을 함유한다.

## (1) General Discussion

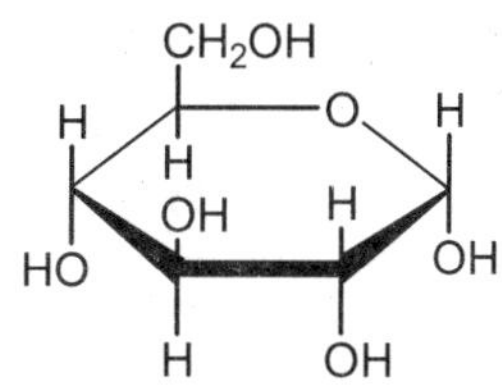


이 약은 「포도당」을 가지고 주사제의 제법에 따라 만들며, 특히 곰팡이의 오염에 주의하여야 한다. 고열에서 착색하기 때문에 멸균조작에서 보통 100℃, 30 분간 증기멸균을 한다. 그 외 간헐멸균법, 고압증기멸균법 또는 세균여과법을 이용할 수 도 있다. 생리식염액, 주사용수 등과 같이 분말주사제의 용해액으로도 사용되므로 보존제를 넣지 않는다.

대량을 경구 투여 할 때 오심 · 구토, 하리, 복통을 일으킬 수 있다. 주사액을 급속히 대량투여 할 때 전해질 상실, 고장액을 투여할 때 혈전정맥염을 일으킬 수 있다.

이 약은 무색의 맑은 액으로 맛은 달다. 다만 표시농도가 40 % 이상일 때는 무색 ~ 엷은 황색의 맑은 액이며, pH 값은 3.5 ~ 6.5 범위를 나타내는데 고농도일수록 산성 쪽으로 기울기 쉽다. 특히 50 % 포도당용액은 고압증기멸균법(121℃)으로 멸균한 것은 경시변화 (3년)에 의해 pH 3.5 이하로 된 것도 있다.

## (2) Apparatus (장치 및 기구)

A. 장치

Polarimeter, Chemical Balance, Ultra Pure Water System(or Distilled Water System), Dry Oven

B. 초자기구류

Volumetric Flask(100㎖), Desiccator, Observation Tube(층장100㎜),

## (3) Reagents (시약 및 시액)

A. 포도당주사액(Glucose Injection)

B. 암모니아수(Ammonia water), $NH_4OH$
(암모니아수, 최순품, 밀도 0.980 g/㎖, 함량 28~30%)

C. 암모니아시액
암모니아수(28) 400㎖에 물을 넣어 1000㎖로 한다.(10%)

## (4) Procedure (실험순서)

①이 약의 포도당 약 4g에 해당하는 양을 정확하게 취한다.
②암모니아시액 0.2㎖ 및 물을 넣어 정확히 100㎖ 로 한다.
③잘 흔들어 섞고 30분간 방치한다.
④100㎜ 관측관에 넣고 20±1℃에서 선광도 $\alpha_D$를 측정한다.

## (5) Calculation (계산)

$$\text{포도당 } (C_6H_{12}O_6)\text{의 양 (mg)} = \alpha_D \times 1895.4$$

## (6) Bibliography (관련문헌)

A. 'Handbook of fine Chemicals', Aldrich advancing Science, Aldrich
B. '의약품분석을 위한 기기분석실무', 이준걸 편저, 오성미디어
C. '대한약전 수재 의약품의 분석', 이준걸 편저, 오성미디어

## 참고5 포도당 정량시의 계산식

포도당은 수용액중의 암모니아시액으로 인하여 변선광이 촉진되며, 비선광도 $[\alpha]_{D}^{20}$는 약 + 52.7°를 표시한다.

비선광도는 다음과 같은 식으로 표시할 수 있다.

$$[\alpha]_{x}^{t} = \frac{100 \times \alpha_{D}}{\ell \times C}$$

$\alpha_D$ : 편광면을 회전시킨 각도(선광도)

$\ell$ : 검액의 층장, 즉 측정에 사용한 측정관의 길이(㎜)

C : 용액 1㎖ 중의 검체의 g수 (액체물질 자체를 검체로 하는 경우에는 밀도, 다만, 따로 규정이 없는 한 밀도 대신 비중을 사용)

만일 포도당의 비선광도를 100㎜ 관측관으로 측정한 결과 $[\alpha]_{D}^{20}$ = 52.76°이었다면 위의 식을 C에 관하여 다시 써서 $[\alpha]_{D}^{20}$ = 52.76°을 대입하면 다음과 같다.

$$C = \frac{100 \times \alpha_D}{\ell \times [\alpha]_x^t} = \frac{100 \times \alpha_D}{100 \times 52.76} = 0.018954 \times \alpha_D$$

여기서 $C$ 는 검체용액 1㎖ 중의 검체(포도당)의 g수이다. 그러므로 검체 용액 100㎖ 중의 포도당의 ㎎ 수 $C'$는 (1㎖ → 100㎖) 로 환산하기 위한 계수 100과, (g → ㎎) 으로 환산하기 위한 계수 1000을 곱해 줘야 하므로 다음과 같이 표시 된다.

$$C' = 0.018954 \times \alpha_D \times 100 \times 1000 = \alpha_D \times 1895.4$$

따라서 포도당을 물에 녹여 100㎖로 한 검체용액에 대한 계산식은 다음과 같이 표시할 수 있다.

$$\text{포도당 } (C_6H_{12}O_6)\text{의 양 (mg)} = \alpha_D \times 1895.4$$

# 보고서(Report)

(1). 실험일시: 20 . . . 실험조: ______조, 성명__________

(2). 실험제목: 포도당주사액(Glucose Injection) 정량

(3). 실험목적: ______________________________

______________________________

(4). 실험원리: ______________________________

______________________________

______________________________

______________________________

(5). 실험순서: (본문참고)

(6). 실험결과:

| 항 목 | 결 과 |
|---|---|
| 측정온도 | ℃ |
| 선광성 | 우선성(+) / 좌선성(-) |
| 선광도 ($\alpha$) | |
| 관측관의 길이 ($\ell$) | |
| 용액 1mℓ 중 검체의 g수 ($C$) | |
| ※ 정량에 사용된 포도당의 질량: ____________ mg | |

(7). 계산:

※ 포도당 ($C_6H_{12}O_6$)의 양 (mg) = $\alpha_D \times 1895.4$

※ 함유율(%) = $\frac{(\quad\quad)mg}{(\quad\quad)mg} \times 100 = (\quad\quad)\%$

## (8). Discussion (고찰)

# 제2장

# HPLC에 의한 식품류 분석

실험1. 시판 기호식품 중 카페인(Caffeine) 정량
실험2. 시판 의약품 중 카페인(Caffeine) 정량
실험3. 시판 음료수 중 Vitamin-C 정량
실험4. 야채, 채소 등 식품류 중 총 Vitamin-C 정량

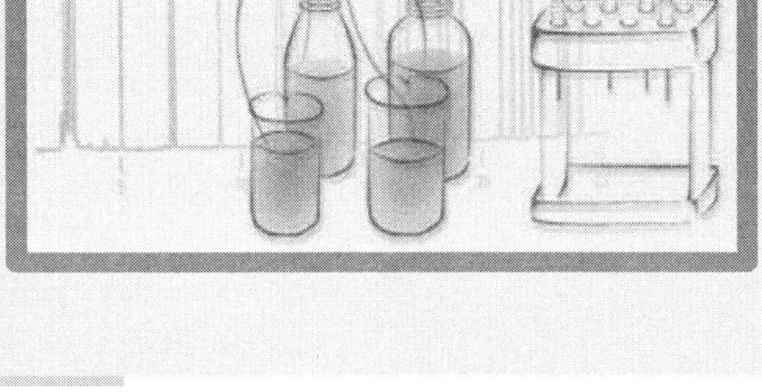

# 실험1 시판 기호식품 중 카페인 (Caffeine) 정량

Caffeine (anhydrous or monohydrate) (USP, IP), Caffeine (BP, EP), Coffein (DAB), Anhydrous Caffeine (JP)
중추 흥분약, 이뇨약, 진통제 (편두통) [크산틴 계]

## (1) General Discussion

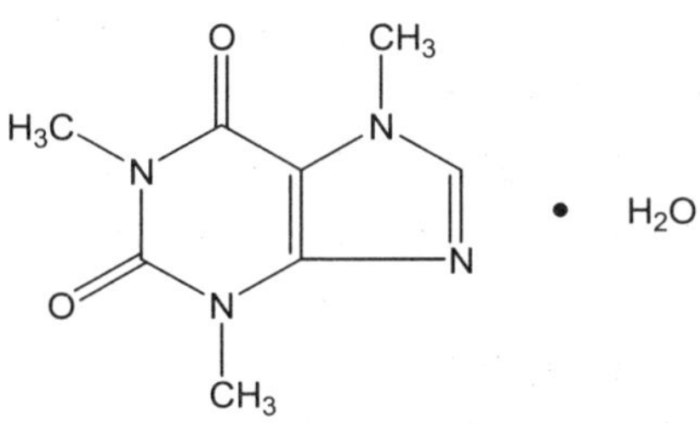


Caffeine.

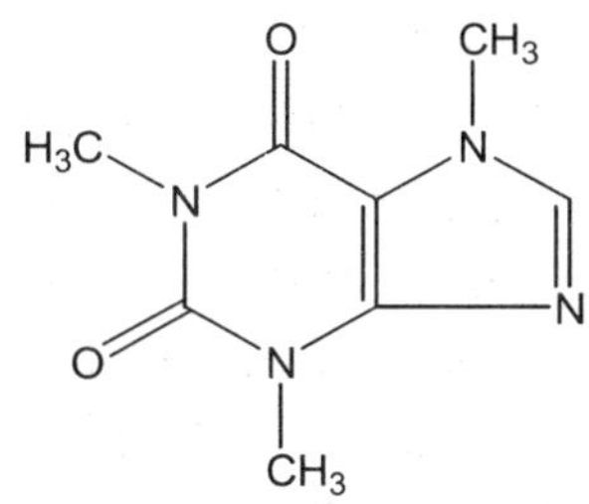


Caffeine Anhydrous.

카페인은 커피, 차, 음료, 의약품 등에 광범위하게 함유되어 있는 xanthine계 화합물로서 세계적으로 가장 널리 소비되는 흥분제의 하나이며 1820년 스위스의 생리학자 루게(Runge)에 의해 처음 발견되었고, 그 후 1827년 영국의 오드리(Oudry)가 녹차 잎에서 발견하여 theine이라 명명한 성분이 카페인과 같은 물질로 확인되어 차 잎에도 카페인이 있음이 밝혀졌다.

카페인은 중추신경계와 말초신경계를 자극하는 작용이 있어 적당량을 섭취하면 신경활동이 활발해지고 피로가 경감되는 효과가 있으나 과잉으로 섭취하면 중추신경계에 영향을 미쳐 신경과민, 흥분, 불면 등을 유발하고 위장, 소장, 결장, 내분비계에도 영향을 미친다. 성인의 경우 2~6시간 만에 카페인이 대사 되나 신생아는 대사가 매우 늦어 적은 양의 카페인이라도 반복해서 섭취하게 되면 혈액 중에 축적되게 되고 임신 중에 있는 여성이 카페인을 섭취할 경우 태반을 통해 쉽게 전달되고 혈액으로부터 모유에 쉽게 이행되어 임신 주변기에 있는 여성에게는 카페인이 함유된 식품의 섭취를 경고하고 있다.

카페인은 냄새가 없는 침상의 결정으로 120~178℃에서 승화되며 뜨거운 물에 잘 녹는 특유의 쓴 맛을 가지고 있고 이뇨작용과 강심작용을 나타내는 데, 1인당 1일 소비하는 카페인 량은 평균 50㎎이며, 카페인이 많이 포함된 식품을 소비하는 사람의 경우 1일 700㎎ 이상을 커피나 차, 콜라, 코코아 등으로부터 섭취하고 있다고 한다.

카페인의 주공급원은 커피로서 *coffee arabica*의 씨로부터 추출되며, 차는 *thea sinensis*의 잎에서, 코코아는 *theo bromacacao*의 씨에서 만들어지고, 콜라는 *cola aciminata*의 열매에서 추출된다.

차의 카페인은 뿌리와 종자에는 함유되어 있지 않지만, 차 잎의 경우 종자의 발아 시에 생성되며, 차 잎 중에는 카페인 이외에 테오필린(*theophylline*)과 테오브로민(*theobromine*) 성분도 소량 함유되어 있다. 차 잎 중의 카페인은 원두커피에 비해 함량이 많지만, 차를 우려낼 때 60~70% 정도만 우러나므로 한 잔당 카페인 섭취량은 커피의 절반정도이다. 더욱이 차 잎 중에는 커피에 함유되어 있지 않은 카테킨(*catechin*)과 데아닌(*theanine*)성분에 의해 카페인의 흡수가 저해되고 생리적 작용이 억제되기 때문에 커피와 같은 부작용이 적은 것도 차만이 갖는 특징이라 할 수 있다.

카페인의 정량법은 전위차적정법, 흡광광도법, 가스크로마토그래프법, 박층크로마토그래프법 등이 보고되고 있다. 이와 같은 방법들은 시료중의 카페인을 분리·추출하는 전처리 방법이 비교적 어렵고 장시간이 소요되며 다수의 시료를 신속하게 처리하는 데 불편한 단점을 가지고 있다.

기호음료인 커피, 홍차, 녹차 등에는 다량의 카페인이 함유되어 있으나 이와 같은 기호음료 중의 카페인 함량을 신속하고 정확하게 분석하는 방법이 공정화 되어 있지 않은 상태이지만 최근 들어 HPLC에 의한 카페인의 함량분석 방법이 많이 연구되어지고 있다.

### (2) Apparatus (장치 및 기구)

A. 장치

HPLC(High Performance Liquid Chromatography) System,
Vacuum Filtering System, Chemical Balance, Ultra Pure Water System, Ultra-sonicator, Centrifuge, Vortex Mixer

B. 초자기구류

Volumetric Flask(100㎖, 1000㎖), Hole Pipet(10㎖), Membrane Filter(pore size 0.45㎛), Micro-Syringe(20㎕ 이상), Filler, sep-pak cartridge(waters), Nessler tube

### (3) Reagents (시약 및 시액)

A. 무수카페인 (Caffeine Anhydrous, 1,3,7-Trimethylxanthine), $C_8H_{10}N_4O_2$
(FW 194.19, ReagentPlus®, powder, Aldrich cat. no. C0750-100G)

B. 메탄올 (MeOH, Methanol), $CH_3OH$
(≥99.9%, CHROMASOLV®, HPLC gradient grade, Aldrich cat. no. 34885-4L-R)

C. 초산 (Acetic Acid), $CH_3COOH$
(≥99.7%, ACS Reagent, Sigma-Aldrich)

D. 이소프로판올 (Isopropanol, Isopropyl Alcohol), $C_3H_8O$, $(CH_3)_2CHOH$
(2-propanol, sec-Propyl Alcohol, IPA)
(99.9%, FW 60.10, CHROMASOLV®, for HPLC, Aldrich cat. no. 650447-1L)

### (4) Analytical Condition (분석조건)

A. 검출기 (Detector)
UV detector (280㎚)

B. 칼럼 (Column)
μ-Bondapak C18 (I.D. 3.9㎜, L. 150㎜, Shimadzu)

C. 칼럼온도 (Column Temperature)
30℃

D. 이동상 (Mobile Phase, Eluent)
MeOH/HAc/$H_2O$ = 20/1/79(V/V)

E. 유속 (Flow Rate, ㎖/*min*)
1.2㎖/*min*

### (5) Procedure (실험순서)

A. Preparation Sample solution (검액제조)

A-1. 원두커피

①원두커피를 잘 분쇄한다.
②약 10g을 정밀하게 달아 100℃의 물 100㎖에 침출시킨다.
③추출된 원두커피용액을 10,000rpm으로 10분간 원심분리한다.
④메탄올과 물로 미리 활성화한 sep-pak cartridge를 준비한다.(참고6)
⑤원심분리된 시료용액 10㎖를 sep-pak cartridge에 통과시킨다.

⑥sep-pak cartridge를 물 10㎖로 세척한다.
⑦sep-pak cartridge에 이동상 20㎖를 천천히 통과시켜 용출시킨다.
⑧용출된 용액을 Membrane Filter(pore size 0.45㎛)로 여과한다.
⑨이 액을 검액으로 한다. (Retention-Cleanup-Elution)

A-2. 녹차 (혹은 티백녹차)
①시판되는 녹차 약 6g을 정밀하게 칭량한다.(티백 녹차는 1티백 사용)
②80℃의 물 100㎖에 약 2분간 침출시킨다.
③추출된 녹차용액을 10,000rpm으로 10분간 원심분리한다.
④메탄올과 물로 미리 활성화한 sep-pak cartridge를 준비한다.
⑤원심분리된 시료용액 10㎖를 sep-pak cartridge에 통과시킨다.
⑥sep-pak cartridge를 물 10㎖로 세척한다.
⑦sep-pak cartridge에 이동상 20㎖를 천천히 통과시켜 용출시킨다.
⑧용출된 용액을 Membrane Filter(pore size 0.45㎛)로 여과한다.
⑨이 액을 검액으로 한다. (Retention-Cleanup-Elution)

A-3. 인스턴트커피
①인스턴트커피 약 8g을 정밀하게 칭량한다.(커피믹스는 1봉 사용)
(커피믹스는 micro sieve를 이용하여 설탕과 프림을 제거한다.)
②100℃의 물 100㎖에 용해시킨다.
③용해된 인스턴트커피용액을 10,000rpm으로 10분간 원심분리한다.
④메탄올과 물로 미리 활성화한 sep-pak cartridge를 준비한다.
⑤원심분리된 시료용액 10㎖를 sep-pak cartridge에 통과시킨다.
⑥sep-pak cartridge를 물 10㎖로 세척한다.
⑦sep-pak cartridge에 이동상 20㎖를 천천히 통과시켜 용출시킨다.
⑧용출된 용액을 Membrane Filter(pore size 0.45㎛)로 여과한다.
⑨이 액을 검액으로 한다. (Retention-Cleanup-Elution)

A-4. 캔 커피 (단백질, 지질 등을 isopropanol로 전처리 한다.)
①캔 커피 20㎖를 정확히 네슬러 관에 따른다.
②Isopropanol 20㎖를 네슬러 관에 넣고 Vortex mixer로 혼합한다.
③1시간동안 침전을 형성시킨 후 10,000rpm으로 10분간 원심분리한다.
④메탄올과 물로 미리 활성화한 sep-pak cartridge를 준비한다.
⑤원심분리된 시료용액 10㎖를 sep-pak cartridge에 통과시킨다.
⑥sep-pak cartridge를 물 10㎖로 세척한다.
⑦sep-pak cartridge에 이동상 20㎖를 천천히 통과시켜 용출시킨다.
⑧용출된 용액을 Membrane Filter(pore size 0.45㎛)로 여과한다.
⑨이 액을 검액으로 한다. (Retention-Cleanup-Elution)

A-5. 콜라

①시판 콜라 100㎖를 비이커에 따른다.
②초음파로 30분간 탄산가스를 완전히 배출시킨다.
③메탄올과 물로 미리 활성화한 sep-pak cartridge를 준비한다.
④탄산가스가 제거된 콜라 10㎖를 sep-pak cartridge에 통과시킨다.
⑤sep-pak cartridge를 물 10㎖로 세척한다.
⑥sep-pak cartridge에 이동상 20㎖를 천천히 통과시켜 용출시킨다.
⑦용출된 용액을 Membrane Filter(pore size 0.45㎛)로 여과한다.
⑧이 액을 검액으로 한다. (Retention-Cleanup-Elution)

B. Preparation Standard solution (표준액제조)

①카페인 표준품 100㎎을 정밀하게 칭량한다.
②깨끗하게 잘 건조된 100㎖ V-flask에 투입한다.
③이동상용액을 넣어 녹인 후 표선을 정확하게 맞춘다.(표준원액)
(stock solution: 1000PPM = 100㎎/100㎖ = 10㎎/10㎖ = 1㎎/1㎖)
④표준원액 1㎖, 2㎖, 3㎖를 홀 피펫으로 정확하게 취한다.
⑤각각 3개의 깨끗하게 잘 건조된 100㎖ V-flask에 투입한다.
⑥이동상용액을 넣어 표선을 정확하게 맞춘다.(표준액1, 2, 3)
⑦제조된 표준액을 Membrane Filter(pore size 0.45㎛)로 여과한다.
⑧초음파로 Degassing한 후에 표준액으로 한다.(10PPM, 20PPM, 30PPM)

C. HPLC Injection (분석)

검액 및 표준액 20㎕를 가지고 분석조건으로 액체크로마토그래프법에 따라 시험하여 각 검액 및 표준액의 피크면적을 측정한다.

## (6) Calculation (계산)

표준액농도에 따른 피크면적으로 최소제곱법(Least square method)에 의해 회귀직선식(Y=aX + b)을 구하고 구해진 회귀직선식에 검액의 피크면적(Y)에 대입하여 검액의 카페인농도(X)를 구한다.[참고7]

## (7) Precision and Accuracy

A. Reproducibility (재현성검토)

카페인표준액(30PPM) 20㎕를 가지고 분석조건으로 6 회 반복하여 주입하여 카페인의 피크면적의 상대표준편차(%RSD)를 확인한다.

B. Recovery Rate (회수율측정)

전처리과정에서 측정대상물질(카페인)의 손실이 있는지를 파악하기 위하여 회수율을 측정한다.

회수율은 일정량의 시료에 일정량의 표준시약을 첨가한 경우(A)와 첨가하지 않은 경우(B), 표준시약만을 이용한 경우(C)를 각각 HPLC로 분석하여 얻어진 피크면적을 다음과 같은 식에 따라 산출한다.

$$Recovery\ Rate(\%) \ = \ \frac{A - B}{C} \times 100$$

원두커피 시료에 대한 회수율을 구하는 방법을 제시하면 다음과 같다.

(일정량의 시료에 일정량의 표준시약 첨가하여 A용액 제조)
①원두커피를 잘 분쇄한다.
②약 10g을 정밀하게 달아 100℃의 물 90㎖에 침출시킨다.
③카페인표준원액(1000PPM) 10㎖를 넣어 100㎖ 표선을 맞춘다. (A)용액
(일정량의 시료에 표준시약을 첨가하지 않고 B용액 제조)
④원두커피를 잘 분쇄한다.
⑤약 10g을 정밀하게 달아 100℃의 물 100㎖에 침출시킨다. (B)용액
(표준시약만을 이용하여 C용액 제조)
⑥깨끗한 100㎖ V-flask를 준비한다.
⑦카페인 표준원액(1000PPM) 10㎖를 투입한다.
⑧물을 넣어 100㎖ 표선을 맞춘다.(100PPM) (C)용액
(A, B, C용액의 분석과정)
⑨A, B용액 10,000rpm으로 10분간 원심분리한다.
⑩메탄올과 물로 미리 활성화한 sep-pak cartridge를 2개 준비한다.
⑪원심분리된 A, B용액 10㎖를 각각 sep-pak cartridge에 통과시킨다.
⑫sep-pak cartridge를 물 10㎖로 세척한다.
⑬sep-pak cartridge에 이동상 20㎖를 천천히 통과시켜 용출시킨다.
⑭따로 C용액 10㎖를 취하여 이동상을 넣어 20㎖로 한다.
⑮A, B, C용액을 각각 Membrane Filter(0.45㎛)로 여과하여 분석한다.

## (8) Bibliography (관련문헌)


A. 'Handbook of fine Chemicals', Aldrich advancing Science, Aldrich

B. '의약품분석을 위한 기기분석실무', 이준걸 편저, 오성미디어

C. '대한약전 수재 의약품의 분석', 이준걸 편저, 오성미디어

D. '시판 기호식품 중 카페인 함량에 관한 조사', 윤미혜 외, 경기도보건환경연구원

E. 'HPLC를 이용한 카페인의 분석법 개발 및 시판 식품 중 함유량조사', 김희연 외 식품의약품안전청 식품첨가물평가부, 대구미래대학

## 참고6 Sep-Pak Cartridge 사용법

■ Strategies for Solid-Phase Extraction (SPE 사용전략)

SPE(고체상추출법)은 다음의 4가지 목적으로 사용된다.

1) Purification (정제)

①Retention-Cleanup-Elution (그림1)

분석성분들은 카트리지에 머무르게 하고 방해물질은 통과.
카트리지에 남은 방해성분을 제거하기 위해 적절히 세척한다.
최종적으로 분석물질을 용리하기 위해 강한 용매가 사용된다.
시료도입량보다 최종 용리액량이 작을 때 시료 농축효과.

②Pass-Through Cleanup (그림2)

목적성분은 카트리지를 통과하게 하고 방해물질은 머무름.
고체상추출(SPE)단계에서 시료의 농축은 이루어지지 않는다.

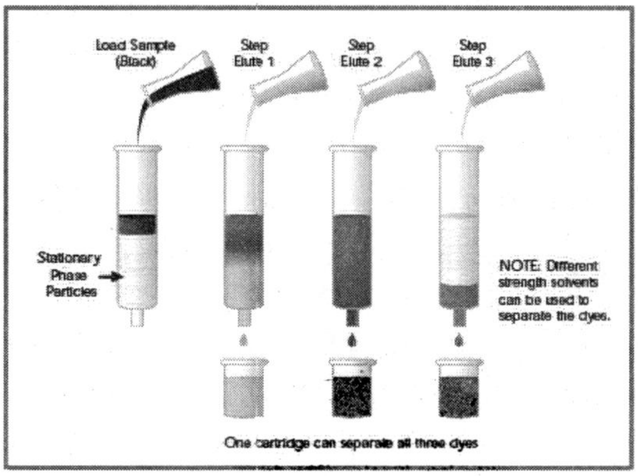


그림1

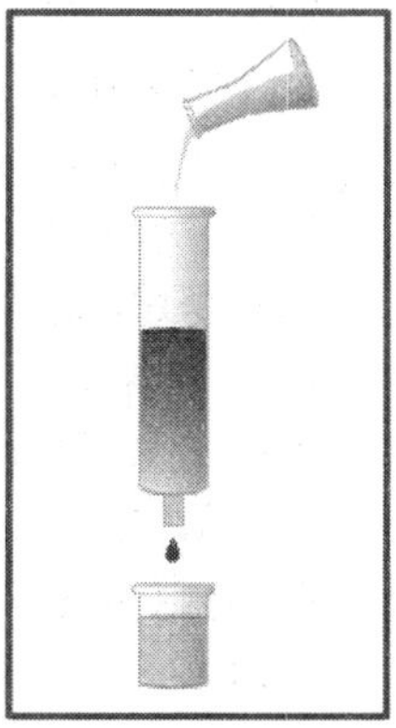

그림2

2) Trace Enrichment or Concentration (미량성분 농축)

목적성분이 분석법의 검출한계보다 낮은 미량으로 존재할 때 농축.
수회에 걸쳐 시료용액을 카트리지에 주입하여 목적성분을 농축한다.

3) Fractionation (분획, 분리)

용매강도를 단계적으로 점차 증가시켜가며 단계적으로 물질을 분리.

4) Solvent Exchange (용매변경)

분석법과 맞지 않는 용매에 시료가 녹아있는 경우 분석법에 알맞은 용매에 흡착.

■ Using Sep-Pak Cartridge (Sep-Pak Cartridge 사용법)

Sep-Pak Cartridge 사용법은 기본적으로 5단계로 구성되어 있다.

1) Pretreatment of Sample (시료전처리)

가스나 용액상태로 준비한다. 고체시료는 시료도입 전에 용해/추출

- Solid sample(토양, 티슈, 등): 혼합, 초음파, 속실렛 추출
  - -극성물질은 극성유기용매(methanol, acetonitrile)로 추출.
  - -비극성물질이나 복합잔류물질은 drying agent(dichloromethane acetone)나 유기용매로 추출.
- Non Aqueous Liquid
  - -극성물질은 극성유기용매(methanol, acetonitrile)로 추출.
- Wastewater
  - -필요하면 여과나 원심분리하여 준비.

2) Conditioning/Equilibration Step (카트리지 조정/평형단계)

C18 카트리지(reverse-phase sorbent)는 Methanol, Acetonitrile, Isopropanol, Tetrahydrofuran 등과 같은 유기용매로 고정상을 미리 conditioning 해야 재현성 있는 결과를 얻을 수 있다.

이 과정을 생략하면 수용성 용매(highly aqueous solvent)가 소수성(hydrophobic)의 표면에 침투할 수 없고 고정상을 적실 수 없다. 따라서 고정상 표면의 아주 일부만 분석대상물질과 반응하게 된다.(카트리지가 마른상태로 사용하면 안 된다.)

따라서 Conditioning 단계에서는 역상 카트리지에 메탄올과 같은 강한 용매를 먼저 흘려주어 고정상을 적시고(Conditioning; Solvation), 이어서 물이나 buffer와 같은 약한 용매를 흘려주어 안정화(Equilibration)시킨다.

| Separation Mode | Typical Weak Solution | Typical Strong Solution |
|---|---|---|
| Reserve-Phase | Water or Buffer | Acetonitrile, Methanol, Aqueous/Organic Mixture |
| Normal-Phase | Hexane, Toluene | Methylene Chloride, Methanol |

3) Load Step (시료도입단계)

시료를 카트리지에 주입한다.

시료를 카트리지에 주입하였을 때 목적성분이 카트리지 고정상에 머무르지 않는 경우를 'Analyte Breakthrough' 라고 부른다.

'Pass-Through Cleanup'과 같은 방법에서는 Analyte Breakthrough가 적절한 현상이다.

그러나 다른 모든 경우에 있어서 Analyte Breakthrough는 원하지 않는 현상이며 나쁜 회수율과 재현성을 나타내게 된다.

Analyte Breakthrough는 다음과 같은 경우에 발생하게 된다.

- 강한 극성물질의 분석 시 주입용액 내에 높은 유기물이 존재.
  (시료를 주입하기 전에 물이나 완충액으로 최소 1:1로 희석한다.)
- 분석물질이 단백질과 결합된 경우에 Analyte Breakthrough 발생.
  (시료를 산성화 또는 염기성화 하여 단백질을 분리한다.)
- Sorbent(고정상)가 matrix 성분에 의해 과 부하된 경우.
  (아래의 표에 따라 적절한 sorbent량을 선택하는 것이 중요하다.)

| Sample Size | Cartridge *LP=Large particle(60㎛) |
|---|---|
| 1~10㎖ | 1cc/30㎎ or 3cc/60㎎ |
| 10~100㎖ | 3cc/60㎎ or 6cc/200㎎ |
| 100~500㎖ | 6cc/200㎎ or 6cc/500㎎(LP*) |
| 500~1000㎖ | 6cc/500㎎(LP) or 12cc/1g(LP*) |

- 주입 시 유속이 너무 빠른 경우에 Analyte Breakthrough 발생.
  고정상과 분석물질이 충분히 반응할 시간이 없기 때문이다.
  한 방울 씩 떨어지도록 Vacuum을 조절하거나 유속을 조절한다.

4) Wash Step (세척)

세척단계에서 방해물질이 제거되고 분석대상물질은 남아있게 된다. 만일 시료 matrix내에 방해물질이 약하게 남아있으면 적절히 약한 용매로 씻어준다.

이상적인 세척용매는 분석물질은 고정상에 남고 공존물질만 세척된다. 그러나 복합시료는 이와 같이 세척하기가 불가능하다. 따라서 세척단계는 pH, 용매강도, 용매극성 등을 최적화하여 가능한 한 많은 공존물질을 제거하고 분석대상물질의 회수가 적절하게 유지되도록 해야 한다.

5) Elution Step (용리)

일단 방해물질이 카트리지에서 씻겨나가면, 적절히 강한 용매를 사용하여 분석대상물질을 용리시킨다.

용리액의 유속과 양은 재현성 있는 결과를 얻기 위하여 시료도입단계에 따라 정밀하게 조절되어야 한다.

* 카트리지 보관

밀봉된 봉지에 있는 카트리지는 오랜 기간 동안 안정하게 사용가능.
개봉된 봉지에 있는 카트리지는 봉지의 공기를 짜내고 개봉된 부분을 2번 접은 후 테이프를 붙여서 데시케이터에 보관한다.

**참고7** 최소제곱법(Least Square Method) 연습

시판 음료(원두커피, 녹차, 인스턴트커피, 캔 커피, 콜라) 중의 카페인을 분석하기 위하여 표준액에 대해 HPLC로 분석한 결과가 다음과 같았다.

| | 표준액1 | 표준액2 | 표준액3 |
|---|---|---|---|
| 농도(X) | 10 PPM | 20 PPM | 30 PPM |
| 피크면적(Y) | 1250 | 2485 | 3750 |

표준액의 분석 자료(음영처리 부분)를 이용하여 다음 표를 작성한다.

| 표준액 | X(농도) | Y(면적) | X·Y | $X^2$ | $Y^2$ |
|---|---|---|---|---|---|
| 1 | 10 | 1,250 | 12,500 | 100 | 1,562,500 |
| 2 | 20 | 2,485 | 49,700 | 400 | 6,175,225 |
| 3 | 30 | 3,750 | 112,500 | 900 | 14,062,500 |
| Σ | 60 | 7,485 | 174,700 | 1,400 | 21,800,225 |

최소제곱법(Least square method)을 이용하여 회귀직선식을 구하고 상관계수(R)을 구하여 직선성을 파악한다.

회귀직선식: Y=aX + b

$$a=\frac{n\sum(X\cdot Y)-\sum X\cdot\sum Y}{n\sum X^2-(\sum X)^2}=\frac{(3\times174700)-(60\times7485)}{(3\times1400)-(60)^2}=125$$

$$b=\frac{(\sum X^2)\cdot\sum Y-\sum X\cdot\sum(X\cdot Y)}{n\sum X^2-(\sum X)^2}=\frac{(1400\times7485)-(60\times174700)}{(3\times1400)-60^2}=-5$$

∴ 회귀직선식은 Y = aX + b = 125X − 5

$$R=\frac{n\sum(X\cdot Y)-\sum X\cdot\sum Y}{\sqrt{[n\sum X^2-(\sum X)^2]\cdot[n\sum Y^2-(\sum Y)^2]}}$$

$$=\frac{(3\times174700)-(60\times7485)}{\sqrt{[(3\times1400)-(60)^2]\times[(3\times21800225)-(7485)^2]}}$$

$$=0.999976001$$

검액(원두커피, 녹차, 인스턴트커피, 캔 커피, 콜라)에 대한 HPLC 분석이 끝난 후 각 검액의 HPLC 분석 자료를 이용하여 아래의 표에 피크면적을 기록한다.

| | 원두커피 | 녹차 | 인스턴트 커피 | 캔 커피 | 콜라 |
|---|---|---|---|---|---|
| 피크면적(Y) | 3550 | 4100 | 2280 | 4750 | 850 |

미리 구한 회귀직선식(Y= 125X - 5)의 피크면적(Y)값에 각 검액의 피크면적을 대입하여 각 검액의 카페인 농도를 계산한다.

1) 원두커피
3550 = 125 X - 5 이므로, X = 3555/125 = 28.44 PPM
2) 녹차
4100 = 125 X - 5 이므로, X = 4105/125 = 32.84 PPM
3) 인스턴트커피
2280 = 125 X - 5 이므로, X = 2285/125 = 18.28 PPM
4) 캔 커피
4750 = 125 X - 5 이므로, X = 4755/125 = 38.04 PPM
5) 콜라
850 = 125 X - 5 이므로, X = 855/125 = 6.84 PPM

* 검액(원두커피, 녹차, 인스턴트커피, 캔 커피, 콜라)중의 카페인 량을 정량하기 위해서는 시험과정과 전처리과정 및 분석에 사용된 검액의 량을 고려하여 계산해 주어야 한다.

▶ 원두커피를 다음과 같이 간단히 전처리하여 분석했다고 하자.
①원두커피 10g을 정밀하게 달아 100℃의 물 100㎖에 침출.
②원심분리 후 시료용액 10㎖를 sep-pak cartridge에 통과.
③sep-pak cartridge에 이동상 20㎖를 천천히 통과시켜 용출.
④Membrane Filter(pore size 0.45㎛)로 여과하여 검액으로 사용.

이동상 20㎖에 용출된 카페인성분에 대한 분석결과는 28.44㎎/L 이었으므로 20㎖ 안에 포함된 카페인의 량은 다음과 같이 추론할 수 있다.
(28.44㎎/L = 2.844㎎/100㎖L = 0.2844㎎/10㎖ = 0.5688㎎/20㎖)
이 값은 시료용액 10㎖내에 포함된 카페인의 양이므로 원두커피 1g에 함유된 카페인 량이라고 할 수 있다.
∴ 0.5688 ㎎카페인 /1g 원두커피

# 실험보고서(Report)

(1). 실험일시: 20 . . . 실험조: ____조, 성명________

(2). 실험제목: 시판 기호식품 중 카페인 (Caffeine) 정량

(3). 실험목적: ______________________________

______________________________

(4). 실험원리: ______________________________

______________________________

______________________________

______________________________

(5). 실험순서: (본문참고)

(6). 실험조건:

| Column | | Detector | |
|---|---|---|---|
| Flow(㎖/*min*) | | Column Temp. | |
| Eluent | | | |
| Int. st. sol'n | | | |

(7). 실험결과:

A-1. 원두커피의 Chromatogram 및 Peak Table (실험결과물 부착할 것)

A−2. 녹차의 Chromatogram 및 Peak Table (실험결과물 부착할 것)

A−3. 인스턴트커피의 Chromatogram 및 Peak Table (실험결과물 부착)

A−4. 캔 커피의 Chromatogram 및 Peak Table (실험결과물 부착할 것)

A-5. 콜라의 Chromatogram 및 Peak Table (실험결과물 부착할 것)

B. 표준액(1)의 Chromatogram 및 Peak Table (실험결과물 부착할 것)

B. 표준액(2)의 Chromatogram 및 Peak Table (실험결과물 부착할 것)

B. 표준액(3)의 Chromatogram 및 Peak Table (실험결과물 부착할 것)

### (8). 계산:

카페인표준액에 대한 HPLC 분석 결과.

| | 표준액1 | 표준액2 | 표준액3 |
|---|---|---|---|
| 농도(X) | (　　) PPM | (　　) PPM | (　　) PPM |
| 피크면적(Y) | (　　) | (　　) | (　　) |

표준액의 분석 자료(음영처리 부분)를 이용하여 다음 표를 작성한다.

| 표준액 | X(농도) | Y(면적) | X·Y | $X^2$ | $Y^2$ |
|---|---|---|---|---|---|
| 1 | | | | | |
| 2 | | | | | |
| 3 | | | | | |
| $\sum$ | | | | | |

최소제곱법(Least square method)을 이용하여 회귀직선식을 구하고 검량선을 작성한다. 또 상관계수(R)을 구하여 직선성을 파악한다.

회귀직선식: Y=aX + b =

$$a = \frac{n\sum(X \cdot Y) - \sum X \cdot \sum Y}{n\sum X^2 - (\sum X)^2} = \underline{\qquad\qquad\qquad\qquad} =$$

$$b = \frac{(\sum X^2) \cdot \sum Y - \sum X \cdot \sum (X \cdot Y)}{n\sum X^2 - (\sum X)^2} = \underline{\qquad\qquad\qquad\qquad} =$$

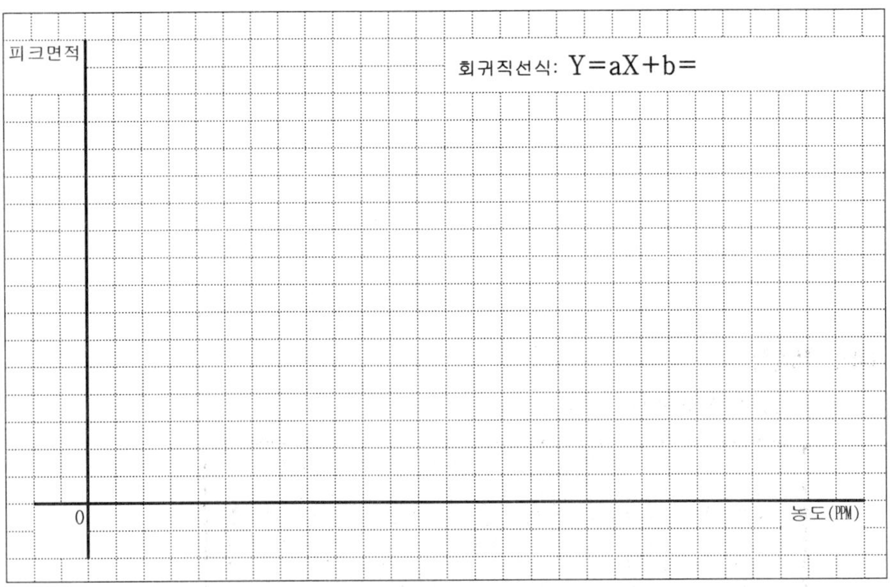

$$R = \frac{n\sum(X\cdot Y) - \sum X\cdot\sum Y}{\sqrt{[n\sum X^2 - (\sum X)^2]\cdot[n\sum Y^2 - (\sum Y)^2]}}$$

$$= \frac{\qquad}{\qquad} =$$

검액에 대한 HPLC 분석 결과값

| | 원두커피 | 녹차 | 인스턴트 커피 | 캔 커피 | 콜라 |
|---|---|---|---|---|---|
| 피크면적(Y) | (　　　) | (　　　) | (　　　) | (　　　) | (　　　) |

미리 구한 회귀직선식(Y= aX ± b)의 피크면적(Y)값에 각 검액의 피크면적을 대입하여 각 검액의 카페인 농도를 계산하고, 시험과정과 전처리과정 및 분석에 사용된 검액의 량을 고려하여 각 검액(원두커피, 녹차, 인스턴트커피, 캔 커피, 콜라) 단위량 중의 카페인 량을 정량한다.

1) 원 두 커 피: (　　　) = (　　　)X ± (　　　), X=

∴ ____________________

2) 녹 차: (　　　) = (　　　)X ± (　　　), X=

∴ ____________________

3) 인스턴트커피: (　　　) = (　　　)X ± (　　　), X=

∴ ____________________

4) 캔 커 피: (　　　) = (　　　)X ± (　　　), X=

∴ ____________________

5) 콜 라: (　　　) = (　　　)X ± (　　　), X=

∴ ____________________

| | 시료량 | 침출량 | 카트리지 주입량 | 용출량 | 카페인의 량 |
|---|---|---|---|---|---|
| 원두커피 | 10g | 100mℓ | 10mℓ | 20mℓ | (　　　) mg/1g |
| 녹차 | 6g | 100mℓ | 10mℓ | 20mℓ | (　　　) mg/1g |
| 인스턴트커피 | 8g | 100mℓ | 10mℓ | 20mℓ | (　　　) mg/1g |
| 캔 커피 | 20mℓ | – | 10mℓ | 20mℓ | (　　　)mg/1mℓ |
| 콜라 | 10mℓ | – | 10mℓ | 20mℓ | (　　　)mg/1mℓ |

## (9). Precision and Accuracy

A. Reproducibility (재현성검토)

카페인표준액(30PPM) 20㎕를 가지고 분석조건으로 6 회 반복하여 주입하여 카페인의 피크면적의 상대표준편차(%RSD)를 확인한다.

피크면적($A_S$)의 상대표준편차(%RSD)를 구해보자.

| | 1회 | 2회 | 3회 | 4회 | 5회 | 6회 |
|---|---|---|---|---|---|---|
| 카페인 표준액의 피크면적($A_S$): $x_i$ | | | | | | |

$$\bar{x} = \frac{(\quad)+(\quad)+(\quad)+(\quad)+(\quad)+(\quad)}{6} =$$

| sample | $x_i$ | $x_i - \bar{x}$ | $(x_i - \bar{x})^2$ |
|---|---|---|---|
| 1 | | | |
| 2 | | | |
| 3 | | | |
| 4 | | | |
| 5 | | | |
| 6 | | | |
| $\sum$ | | | |

측정값이 유한개(6개) 이므로 표준편차(σ)는 다음과 같이 구할 수 있다.

$$\sigma = \sqrt{\frac{\sum_{i=1}^{N}(x_i - \bar{x})^2}{N-1}} = \sqrt{\frac{(\qquad)}{6-1}} =$$

% RSD = ( σ / $\bar{x}$ ) ×100 이므로,

$$\therefore \ \% RSD = \frac{\sigma}{\bar{x}} \times 100 = \qquad \%$$

B. Recovery Rate (회수율측정)

(C)용액(카페인표준액)에 대한 HPLC 분석 결과로 아래 표를 작성한다.

| | 1회 | 2회 | 3회 | 평균 |
|---|---|---|---|---|
| 피크면적(Y) | ( ) | ( ) | ( ) | ( ) |

(B)용액의 분석 자료를 이용하여 아래 표를 작성한다.

| | 1회 | 2회 | 3회 | 평균 |
|---|---|---|---|---|
| 원두커피(Y) | ( ) | ( ) | ( ) | ( ) |
| 녹차(티백녹차)(Y) | ( ) | ( ) | ( ) | ( ) |
| 인스턴트커피(Y) | ( ) | ( ) | ( ) | ( ) |
| 캔커피(Y) | ( ) | ( ) | ( ) | ( ) |
| 콜라(Y) | ( ) | ( ) | ( ) | ( ) |

(A)용액의 분석 자료를 이용하여 아래 표를 작성한다.

| | 1회 | 2회 | 3회 | 평균 |
|---|---|---|---|---|
| 원두커피(Y) | ( ) | ( ) | ( ) | ( ) |
| 녹차(티백녹차)(Y) | ( ) | ( ) | ( ) | ( ) |
| 인스턴트커피(Y) | ( ) | ( ) | ( ) | ( ) |
| 캔커피(Y) | ( ) | ( ) | ( ) | ( ) |
| 콜라(Y) | ( ) | ( ) | ( ) | ( ) |

회수율은 일정량의 시료에 일정량의 표준시약을 첨가한 경우(A)와 일정량의 시료에 표준시약을 첨가하지 않은 경우(B), 표준시약만을 이용한 경우(C)를 각각 HPLC로 분석하여 얻어진 피크면적을 다음과 같은 식에 따라 산출하고 아래 표를 채운다.

$$Recovery\ Rate(\%) = \frac{A - B}{C} \times 100$$

| | 계산 | 회수율 |
|---|---|---|
| 원두커피 | | ( ) |
| 녹차(티백녹차) | | ( ) |
| 인스턴트커피 | | ( ) |
| 캔커피 | | ( ) |
| 콜라 | | ( ) |

## (10) Discussion (고찰)

## 실험2 시판 의약품 중 카페인 (Caffeine) 정량

Caffeine (anhydrous or monohydrate) (USP, IP), Caffeine (BP, EP), Coffein (DAB), Anhydrous Caffeine (JP)
중추 흥분약, 이뇨약, 진통제 (편두통) [크산틴 계]

### (1) General Discussion

현재까지 알려진 카페인 분석법으로는 Spectrophotometer, HPLC, TLC 및 적정법 등이 있으며 대한약전에는 적정법을 채택하고 있다. 그러나 적정법으로는 저농도의 여러 성분이 혼합된 복합제제 의약품 중 카페인 정량이 곤란하므로 최근 HPLC에 의한 저농도에서 신속하고 편리한 전처리로 분석할 수 있는 방법이 개발되고 있다. 보통 HPLC에 의한 의약품의 분석은 **피크면적비**에 의해 구하는데 이 방법은 신뢰성이 높은 분석법으로서 많은 원약 또는 제제의 정량에 응용되고 있다.(실험 1~실험14 참조)

피크면적비에 의해 정량하는 경우는 일반적으로 내부표준물질을 사용하며, 내부표준물질 피크면적에 대한 정량대상 물질(이하 검액)의 피크면적비($Q_T$ = 내부표준물질의 피크면적/검액의 피크면적)를 구하고 표준품의 피크면적비($Q_S$ = 내부표준물질의 피크면적/표준액의 피크면적)와 비교한다. 이경우의 계산식은 일반적으로 다음과 같이 표현된다.

$$\text{정량대상 의약품의 양}(mg) = \text{정량대상 표준품의 양}\ (mg) \times \frac{Q_T}{Q_S}$$

HPLC로 의약품을 분석할 수 있는 또 다른 방법은 **절대검량선법**(실험 15 참조)에 의한 정량법이 있는데, 이 방법은 보통 몇 개(3개 이상)의 농도가 다른 표준액을 제조하여 표준액의 농도(X)에 따른 피크면적 변화 값(Y)을 최소제곱법으로 분석하여 검량선(회귀직선식:Y= aX + b)을 작성하고 의약품시료의 피크면적(Y)을 회귀직선식의 Y값에 대입하여 의약품의 농도(X)값을 구하는 방법이다. 이 방법 또한 신뢰성이 높으며 더욱 신뢰성을 높이기 위해 표준액에 일정량의 내부표준물질을 투입하여 정량하는 내부표준법(실험17 참조)도 있다.

본 실험은 현재까지 연구되어진 방법 중 하나로 의약품 중 정제, 캅셀제, 액제 의약품을 대상으로 절대검량선법에 의해 카페인을 정량해 보고자 한다.

## (2) Apparatus (장치 및 기구)

A. 장치

HPLC(High Performance Liquid Chromatography) System, Vacuum Filtering System, Chemical Balance, Ultra Pure Water System, Ultra-sonicator, Centrifuge, Vortex Mixer

B. 초자기구류

Volumetric Flask(100㎖), Hole Pipet(10㎖), Membrane Filter(pore size 0.45㎛), Micro-Syringe(20㎕ 이상), Filler, sep-pak cartridge(waters), mortar

## (3) Reagents (시약 및 시액)

A. 무수카페인 (Caffeine Anhydrous, 1,3,7-Trimethylxanthine), $C_8H_{10}N_4O_2$
(FW 194.19, ReagentPlus®, powder, Aldrich cat. no. C0750-100G)

B. 메탄올 (MeOH, Methanol), $CH_3OH$
(≥99.9%, CHROMASOLV®, HPLC gradient grade, Aldrich cat. no. 34885-4L-R)

C. 무수에탄올 (Ethanol anhydrous), CH3CH2OH, C2H6O
(HPLC/Spectrophotometric grade, Aldrich, cat. no. 459828-2L)

## (4) Analytical Condition (분석조건)

A. 검출기 (Detector)
UV detector (254㎚)

B. 칼럼 (Column)
μ-Bondapak C18 (I.D. 3.9㎜, L. 150~300㎜, Shimadzu)

C. 칼럼온도 (Column Temperature)
실온

D. 이동상 (Mobile Phase, Eluent)
100% MeOH

E. 유속 (Flow Rate, ㎖/*min*)
1.0㎖/*min*

## (5) Procedure (실험순서)

A. Preparation Sample solution (검액제조)

A-1. 정제(Tablet): (Retention-Cleanup-Elution)

①정제 의약품을 잘 분쇄한다.
②카페인 3㎎에 해당하는 량을 정밀하게 칭량한다.
③100㎖ V-flask에 넣고 에틸알코올로 표선을 맞춘다.
④초음파진탕기에서 60℃로 30분간 진탕 추출한다.
⑤추출된 용액을 10,000rpm으로 10분간 원심분리한다.
⑥메탄올과 물로 미리 활성화한 sep-pak cartridge를 준비한다.
⑦원심분리된 시료용액 10㎖를 sep-pak cartridge에 통과시킨다.
⑧sep-pak cartridge를 물 10㎖로 세척한다.
⑨sep-pak cartridge에 이동상 20㎖를 천천히 통과시켜 용출시킨다.
⑩Membrane Filter(pore size 0.45㎛)로 여과한다.
⑪이 액을 검액으로 한다. (⑤~⑨ 과정은 생략 가능)

A-2. 캅셀제(Capsule): (Retention-Cleanup-Elution)

①캅셀을 제거하여 의약품 내용물을 준비한다.
②카페인 3㎎에 해당하는 량을 정밀하게 칭량한다.
③100㎖ V-flask에 넣고 에틸알코올로 표선을 맞춘다.
④초음파진탕기에서 60℃로 30분간 진탕 추출한다.
⑤추출된 용액을 10,000rpm으로 10분간 원심분리한다.
⑥메탄올과 물로 미리 활성화한 sep-pak cartridge를 준비한다.
⑦원심분리된 시료용액 10㎖를 sep-pak cartridge에 통과시킨다.
⑧sep-pak cartridge를 물 10㎖로 세척한다.
⑨sep-pak cartridge에 이동상 20㎖를 천천히 통과시켜 용출시킨다.
⑩Membrane Filter(pore size 0.45㎛)로 여과한다.
⑪이 액을 검액으로 한다. (⑤~⑨ 과정은 생략 가능)

A-3. 액제(Liquid): (Retention-Cleanup-Elution)

①액제 의약품을 준비한다.
②카페인 3㎎에 해당하는 량을 정밀하게 취한다.
③100㎖ V-flask에 넣고 에틸알코올로 표선을 맞춘다.
④초음파진탕기에서 60℃로 30분간 진탕 추출한다.
⑤추출된 용액을 10,000rpm으로 10분간 원심분리한다.
⑥메탄올과 물로 미리 활성화한 sep-pak cartridge를 준비한다.
⑦원심분리된 시료용액 10㎖를 sep-pak cartridge에 통과시킨다.
⑧sep-pak cartridge를 물 10㎖로 세척한다.
⑨sep-pak cartridge에 이동상 20㎖를 천천히 통과시켜 용출시킨다.
⑩Membrane Filter(pore size 0.45㎛)로 여과한다.

⑪이 액을 검액으로 한다. (⑤~⑨ 과정은 생략 가능)

B. Preparation Standard solution (표준액제조)

①카페인 표준품 10㎎을 정밀하게 칭량한다.

②100㎖ V-flask에 넣고 에틸알코올로 표선을 맞춘다.(표준원액)
(stock solution: 100PPM = 100㎎/1000㎖ = 10㎎/100㎖ = 1㎎/10㎖)

③표준원액 15㎖, 30㎖, 45㎖를 홀 피펫으로 정확하게 취한다.

④각각 3개의 깨끗하게 잘 건조된 100㎖ V-flask에 투입한다.

⑤각각 에틸알코올로 표선을 정확하게 맞춘다.(표준액1, 2, 3)
(표준액1: 15PPM, 표준액2: 30PPM, 표준액3: 45PPM)

⑥각각 초음파진탕기에서 60℃로 30분간 진탕하여 녹인다.

⑦이 용액을 각각 Membrane Filter(pore size 0.45㎛)로 여과한다.

⑧이 액을 표준액1, 2, 3으로 한다.

C. HPLC Injection (분석)

각 검액 및 표준액 20㎕씩을 가지고 분석조건으로 액체크로마토그래프법에 따라 시험하여 각 검액 및 표준액의 피크면적을 측정한다.

## (6) Calculation (계산)

표준액의 농도에 따른 피크면적 변화로부터 **최소제곱법**(Least square method)에 의해 회귀직선식(Y=aX + b)을 구하고 구해진 회귀직선식에 검액의 피크면적(Y)에 대입하여 검액의 카페인농도(X)를 구한다.

## (7) Precision and Accuracy

A. Reproducibility (재현성검토)

카페인표준액(30PPM) 20㎕를 가지고 분석조건으로 6 회 반복하여 주입하여 카페인의 피크면적의 상대표준편차(%RSD)를 확인한다.

B. Recovery Rate (회수율측정)

전처리과정에서 정제, 캅셀제, 액제 의약품 중의 측정대상물질(카페인)이 손실이 발생했는지를 파악하기 위하여 회수율을 측정한다.
(각 검액제조 과정에서 ⑤~⑨ 과정을 진행한 경우에 실시한다.)

**(일정량의 시료에 일정량의 표준시약 첨가하여 A용액 제조)**

①의약품 시료(정제, 캅셀제, 액제)를 준비한다.

②각각 카페인 3㎎에 해당하는 량을 정밀하게 취한다.

③100㎖ V-flask에 넣고 카페인표준원액(100PPM) 10㎖를 넣는다.

④에틸알코올을 넣어 100㎖ 표선을 정확하게 맞춘다. (A)용액

(일정량의 시료에 표준시약을 첨가하지 않고 B용액 제조)
⑤의약품 시료(정제, 캅셀제, 액제)를 준비한다.
⑥각각 카페인 3㎎에 해당하는 량을 정밀하게 취한다.
⑦100㎖ V-flask에 넣고 에틸알코올로 표선을 맞춘다. (B)용액
(표준시약만을 이용하여 C용액 제조)
⑧깨끗한 100㎖ V-flask를 준비한다.
⑨카페인 표준원액(100PPM; 1㎎/10㎖) 10㎖를 투입한다.
⑩에틸알코올을 넣어 100㎖ 표선을 맞춘다.(10PPM) (C)용액
(A, B, C 용액의 분석과정)
⑪A, B용액을 초음파진탕기에서 60℃로 30분간 진탕하여 녹인다.
⑫A, B용액을 10,000rpm으로 10분간 원심분리한다.
⑬메탄올과 물로 미리 활성화한 sep-pak cartridge 2개를 준비한다.
⑭원심분리된 A, B용액 10㎖를 각 sep-pak cartridge에 통과시킨다.
⑮sep-pak cartridge를 물 10㎖로 세척한다.
⑯sep-pak cartridge에 이동상 20㎖를 천천히 통과시켜 용출시킨다.
⑰따로 C용액 10㎖를 취하여 이동상을 넣어 20㎖로 한다.
⑱A, B, C용액을 각각 Membrane Filter로 여과하여 분석한다.

## (8) Bibliography (관련문헌)


A. 'Handbook of fine Chemicals', Aldrich advancing Science, Aldrich
B. '의약품분석을 위한 기기분석실무', 이준걸 편저, 오성미디어
C. '대한약전 수재 의약품의 분석', 이준걸 편저, 오성미디어
D. '크로마토그라피에 의한 카페인 정량에 관한 연구', 조경주

# 실험보고서(Report)

(1). 실험일시: 20 . . . 실험조: _____조, 성명__________

(2). 실험제목: 시판 의약품 중 카페인 (Caffeine) 정량

(3). 실험목적: ______________________________

______________________________

(4). 실험원리: ______________________________

______________________________

______________________________

______________________________

(5). 실험순서: (본문참고)

(6). 실험조건:

| Column | | Detector | |
|---|---|---|---|
| Flow(mℓ/*min*) | | Column Temp. | |
| Eluent | | | |
| Int. st. sol'n | | | |

(7). 실험결과:

A-1. 정제의 Chromatogram 및 Peak Table (실험결과물 부착할 것)

A－2. 캅셀제의 Chromatogram 및 Peak Table (실험결과물 부착할 것)

A－3. 액제의 Chromatogram 및 Peak Table (실험결과물 부착)

B. 표준액(1)의 Chromatogram 및 Peak Table (실험결과물 부착할 것)

B. 표준액(2)의 Chromatogram 및 Peak Table (실험결과물 부착할 것)

B. 표준액(3)의 Chromatogram 및 Peak Table (실험결과물 부착할 것)

## (8). 계산:

카페인표준액에 대한 HPLC 분석 결과.

| | 표준액1 | 표준액2 | 표준액3 |
|---|---|---|---|
| 농도(X) | (　　) PPM | (　　) PPM | (　　) PPM |
| 피크면적(Y) | (　　) | (　　) | (　　) |

표준액의 분석 자료(음영처리 부분)를 이용하여 다음 표를 작성한다.

| 표준액 | X(농도) | Y(면적) | X·Y | $X^2$ | $Y^2$ |
|---|---|---|---|---|---|
| 1 | | | | | |
| 2 | | | | | |
| 3 | | | | | |
| $\sum$ | | | | | |

최소제곱법(Least square method)을 이용하여 회귀직선식을 구하고 검량선을 작성한다. 또 상관계수(R)을 구하여 직선성을 파악한다.

$$a = \frac{n\sum(X\cdot Y) - \sum X \cdot \sum Y}{n\sum X^2 - (\sum X)^2} = \underline{\qquad\qquad\qquad\qquad} =$$

$$b = \frac{(\sum X^2)\cdot \sum Y - \sum X \cdot \sum (X\cdot Y)}{n\sum X^2 - (\sum X)^2} = \underline{\qquad\qquad\qquad\qquad} =$$

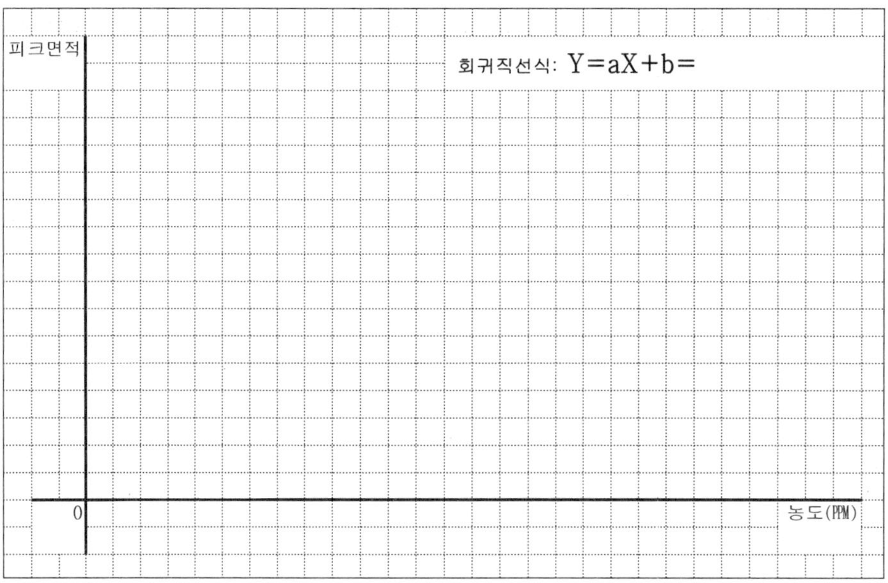

$$R = \frac{n\sum(X\cdot\ Y) - \sum X\cdot\ \sum Y}{\sqrt{[n\sum X^2 - (\sum X)^2]\cdot\ [n\sum Y^2 - (\sum Y)^2]}}$$

$$= \frac{\qquad\qquad}{\qquad\qquad} =$$

검액에 대한 HPLC 분석 결과값

| | 정제 | 캅셀제 | 액제 |
|---|---|---|---|
| 피크면적(Y) | ( ) | ( ) | ( ) |

표준액으로 미리 구한 회귀직선식(Y= aX ± b)의 피크면적(Y)값에 각 검액의 피크면적을 대입하여 각 검액의 카페인 농도를 계산한다.

단, 의약품 시료(정제, 캅셀제, 액제)제조방법을 확인해 보면 각각 3㎎/100㎖의 농도로 만들고 원심분리한 후에 10㎖를 sep-pak cartridge에 통과시켰으며 이를 20㎖의 이동상으로 용출하였으므로, 의약품시료는 2배 희석된 액으로 볼 수 있다. 따라서 회귀직선에 의해 구한 검액의 카페인농도에 2배 곱해줘야 각 검액의 카페인 농도가 구해진다.

1) 정 제: ( ) = ( )X ± ( ), X=

∴

2) 캅셀제: ( ) = ( )X ± ( ), X=

∴

3) 액 제: ( ) = ( )X ± ( ), X=

∴

## (9). Precision and Accuracy

A. Reproducibility (재현성검토)

카페인표준액(30PPM) 20㎕를 가지고 분석조건으로 6 회 반복하여 주입하여 카페인의 피크면적의 상대표준편차(%RSD)를 확인한다.

| | 1회 | 2회 | 3회 | 4회 | 5회 | 6회 |
|---|---|---|---|---|---|---|
| 카페인 표준액의 피크면적(As): $x_i$ | | | | | | |

$$\bar{x} = \frac{(\quad)+(\quad)+(\quad)+(\quad)+(\quad)+(\quad)}{6} =$$

| sample | $x_i$ | $x_i - \bar{x}$ | $(x_i - \bar{x})^2$ |
|---|---|---|---|
| 1 | | | |
| 2 | | | |
| 3 | | | |
| 4 | | | |
| 5 | | | |
| 6 | | | |
| $\sum$ | | | |

측정값이 유한개(6개) 이므로 표준편차(σ)는 다음과 같이 구할 수 있다.

$$\sigma = \sqrt{\frac{\sum_{i=1}^{N}(x_i - \bar{x})^2}{N-1}} = \sqrt{\frac{(\qquad\qquad)}{6-1}} =$$

% RSD = ( σ / $\bar{x}$ ) ×100 이므로,

$$\therefore \% RSD = \frac{\sigma}{\bar{x}} \times 100 = \qquad \%$$

B. Recovery Rate (회수율측정)

회수율은 일정량의 시료에 일정량의 표준시약을 첨가한 경우(A)와 일정량의 시료에 표준시약을 첨가하지 않은 경우(B), 표준시약만을 이용한 경우(C)를 각각 HPLC로 분석하여 얻어진 피크면적을 이용하여 각 용액별로 주어지 표를 작성하고 다음 식을 이용하여 계산한다.

$$Recovery\ Rate(\%) = \frac{A - B}{C} \times 100$$

(C)용액(카페인표준액)에 대한 HPLC 분석 결과로 다음 표를 작성한다.

| | 1회 | 2회 | 3회 | 평균 |
|---|---|---|---|---|
| 피크면적(Y) | (　　) | (　　) | (　　) | (　　) |

(B)용액의 분석 자료를 이용하여 다음 표를 작성한다.

| | 1회 | 2회 | 3회 | 평균 |
|---|---|---|---|---|
| 정제(Y) | (  ) | (  ) | (  ) | (  ) |
| 캅셀제 (Y) | (  ) | (  ) | (  ) | (  ) |
| 액제(Y) | (  ) | (  ) | (  ) | (  ) |

(A)용액의 분석 자료를 이용하여 다음 표를 작성한다.

| | 1회 | 2회 | 3회 | 평균 |
|---|---|---|---|---|
| 정제(Y) | (  ) | (  ) | (  ) | (  ) |
| 캅셀제 (Y) | (  ) | (  ) | (  ) | (  ) |
| 액제(Y) | (  ) | (  ) | (  ) | (  ) |

각종 의약품의 회수율

| | 계산 | 회수율 |
|---|---|---|
| 정제 | | (  ) |
| 캅셀제 | | (  ) |
| 액제 | | (  ) |

## (10) Discussion (고찰)

## 실험3 시판 음료 중 Vitamin-C 정량

Ascorbic Acid (INN, USP, BP, EP, IP, JP),
L-아스코르빈산 (식첨), Vitamin C (별명), 비타민 C

### (1) General Discussion

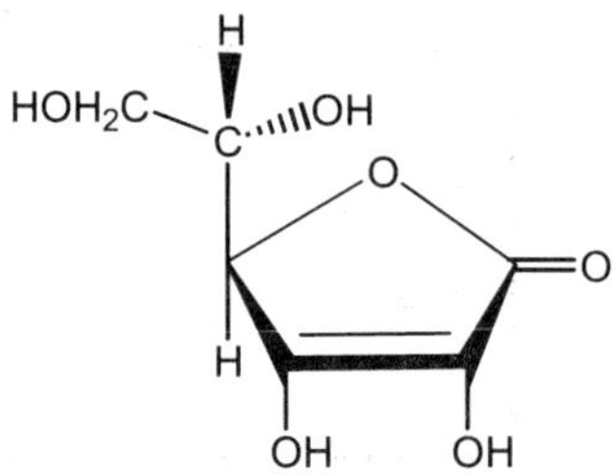

아스코르빈산(Vitamin C)은 사람, 원숭이 등의 영장류, 기니피그(guinea pig)등의 실험동물을 제외한 대부분의 다른 동물에서는 체내에서 생합성 된다. 많은 동물들의 체내 생합성량을 조사해 본 결과 체중 70kg으로 환산했을 때 하루에 적게는 5g에서 많게는 약 20g까지 생합성하는 것으로 밝혀졌다. 인간이 섭취한 아스코르빈산은 소화관에서 신속히 흡수되어 특이적인 능동수송기구에 의해 각 조직으로 운반, 저류된다고 생각된다. 조직중의 아스코르빈산은 대부분 환원형으로 존재하지만 신장과 장간막의 정맥 혈중에는 전체 아스코르빈산의 약 80%가 산화형(데히드로아스코르빈산)으로 되어 있다고 한다.

Vitamin C는 야채나 과일에 존재하는 중요한 수용성 비타민으로서 인체 내에서 일어나는 많은 생물학적 반응에 참여하는 것으로 알려져 있다. 그러나 Vitamin C는 자체가 불안정하여 금속이온, 산소, 빛, 그리고 온도 등에 의해서 쉽게 산화형으로 바뀌는 단점을 가지고 있다. 따라서 Vitamin C의 함량은 식품과 음료의 저장조건과 처리의 평가에 중요한 지표가 되고 있다.

현재까지 가장 널리 알려진 Vitamin C의 산화적 분해경로는 MDAsA(Monodehydro-L-ascorbic acid)를 경유해서 disproportionation 반응에 의해서 DHA(dehydroascorbic acid)가 생성되는 과정이다. 따라서 Vitamin C는 대부분이 산화형(dehydroascorbic acid, DHA)과 환원형(ascorbic acid, AsA)의 두 가지 형태로 존재하게 되며 DHA와 AsA 형태를 합하여 total ascorbic acid(TAA) 함량으로 계산한다.

현재 Vitamin C의 분석방법에는 titrimetric, spectrophotometric,

fluorometric, chemiluminescence, 그리고 kinetic method 등이 알려져 있으며, 식품공전 상에는 indophenol, 2,4-dinitrophenylhydrazine(DNP), 그리고 HPLC의 3가지 방법이 제시되어 있다. 그 중 indophenol법과 HPLC법은 각각 AsA와 total ascorbic acid(TAA) 함량만을 측정할 수 있는 방법이며, DNP법은 DHA, TAA, 그리고 AsA 모두를 측정할 수 있는 방법이다. 그러나 국내 식품업체에서는 분석시간이 짧고 비교적 간단하다는 이유로 Vitamin C 함량 측정 시 indophenol법을 주로 사용하고 있다.

Indophenol법 및 HPLC법으로 다양한 시료를 대상으로 저장기간 중의 AsA 함량변화를 측정한 국내의 연구결과를 보면 드링크제를 제외한 모든 품목에서 저장기간이 증가할수록 함량이 점차 감소하는 추세를 보였으며, 10℃에 저장된 시료보다 20℃에 저장된 시료의 감소율이 더 크게 나타났다고 한다. 반면 DHA, TAA, 그리고 AsA 모두를 측정할 수 있는 방법인 DNP법으로 저장기간 중의 함량변화를 측정한 결과는 저장기간이 증가할수록 DHA 함량이 점차 증가하는 추세를 보였다고 한다. 따라서 저장기간이 증가할수록 AsA형태의 비타민이 산화되어 DHA형태로 전환되는 것으로 보인다.

본 실험은 시판되는 음료 중의 Vitamin C를 분석하기 위하여 내부표준물질로 카페인을 첨가하는 **내부표준법**에 의해 HPLC로 정량하고자 한다. 내부표준법은 몇 개의 농도가 다른 표준액에 각각 일정량의 내부표준액을 투입하여 각 표준액 중의 성분량의 비($M_X/M_S$: 표준액중 목적성분량/내부표준물질량)를 X 값으로 하고 이에 따른 피크면적비($A_X/A_S$: 표준액중 목적성분에 의한 피크면적/내부표준물질에 의한 피크면적)를 Y 값으로 하며 최소제곱법으로 분석하여 검량선(회귀직선식:$Y= aX + b$)을 작성하고 표준액과 동일한 량의 내부표준액이 포함된 의약품시료의 피크면적비($A_X/A_S$)를 회귀직선식의 Y값에 대입하여 의약품시료의 성분량의 비($M_X/M_S$)를 구하는 방법이다.

이 방법에 의해 구해진 성분량의 비($M_X/M_S$) 중에서 의약품시료에 포함된 내부표준물질량($M_S$)을 알고 있으므로 ($M_X$)를 구할 수 있다. 이 때 구해진 량($M_X$)이 의약품중 목적성분의 농도가 된다.

## (2) Apparatus (장치 및 기구)

A. 장치

HPLC(High Performance Liquid Chromatography) System, Vacuum Filtering System, Chemical Balance, Ultra Pure Water System, Ultra-sonicator, Centrifuge

B. 초자기구류

Volumetric Flask(100㎖), Hole Pipet(10㎖), Membrane Filter(pore size 0.45㎛), Micro-Syringe(20㎕ 이상), Filler, sep-pak cartridge(waters), GFC filter(Whatman)

### (3) Reagents (시약 및 시액)

A. 비타민C 표준품 (L-Ascorbic Acid, Vitamin C), $C_6H_8O_6$

(FW 176.12, ACS Reagent, ≥99%, $[\alpha]_D^{25}$ +20.5 ~ +21.5 in $H_2O$, Aldrich cat. no. 255564-100G)

B. 무수카페인 (Caffeine Anhydrous, 1,3,7-Trimethylxanthine), $C_8H_{10}N_4O_2$

(FW 194.19, ReagentPlus®, powder, Aldrich cat. no. C0750-100G)

C. 메탄올 (MeOH, Methanol), $CH_3OH$

(≥99.9%, CHROMASOLV®, HPLC gradient grade, Aldrich cat. no. 34885-4L-R)

D. 초산 (Acetic Acid), $CH_3COOH$

(≥99.7%, ACS Reagent, Sigma-Aldrich)

E. 내부표준액 (Internal standard, Caffeine 10PPM)

무수카페인 10mg을 정확히 취하여 1L V-flask에 넣은 후 이동상으로 표선을 맞춘다. (10PPM = 10mg/1000㎖ = 1mg/100㎖ = 0.1mg/10㎖)

E. Trichloroacetic acid solution (TCA, 12.5% ), $C_2HCl_3O_2$

(FW 163.39, ACS Reagent, ≥99.0%, Aldrich cat. no. T6399-250G)

삼염화초산 12.5g을 물에 녹여 총량을 100㎖로 한다.

### (4) Analytical Condition (분석조건)

A. 검출기 (Detector)

UV detector (280㎚)

B. 칼럼 (Column)

μ-Bondapak C18 (I.D. 3.9㎜, L. 150㎜, Shimadzu)

C. 칼럼온도 (Column Temperature)

실온

D. 이동상 (Mobile Phase, Eluent)

MeOH/HAc/$H_2O$ = 20/1/79(V/V)

E. 유속 (Flow Rate, ㎖/*min*)

1.2㎖/*min*

## (5) Procedure (실험순서)

A. Preparation Sample solution (검액제조)

A-1. 비타민 C 드링크제: (Pass-Through Cleanup)

①시판 비타민 C 드링크제를 준비한다.

②드링크제 100㎖를 취하여 10,000rpm으로 10분간 원심분리한다.

③메탄올과 물로 미리 활성화한 sep-pak cartridge를 준비한다.

④원심분리된 시료용액 15㎖를 sep-pak cartridge에 통과시킨다.

⑤처음에 sep-pak cartridge를 통과한 액 5㎖는 버린다.

⑥100㎖ V-flask를 준비하고 나머지 통과액 10㎖을 넣는다.

⑦내부표준액(카페인, 10PPM) 10㎖를 정확히 취하여 넣는다.

⑧이동상용액으로 표선을 정확히 맞춘다.

⑨Membrane Filter(pore size 0.45㎛)로 진공흡인 여과한다.

⑩Ultrasonicator를 이용하여 30분간 탈기하여 검액으로 한다.

※ 만일 시료 중의 비타민 C의 산화가 빨리 진행되어 분석이 어렵다면 비타민 C의 빠른 산화를 방지하기 위해 12.5% Trichloroacetic acid를 넣어준다. 이 경우는 위의 실험과정에서 ④번 과정을 '**원심분리된 시료용액 10㎖를 12.5% Trichloroacetic acid용액 10㎖와 혼합한 후, 혼합액 15㎖를 sep-pak cartridge에 통과시킨다.**'로 진행하여 해결한다. 이 경우는 시료가 2배 희석된 결과를 나타내게 된다.(오렌지주스의 경우도 동일함.)

※ 또한 비타민 C의 분석 시 피크가 너무 빨리 나와 주변물질과 분리가 곤란한 경우가 발생되면 $C_{18}$ 칼럼 대신 $NH_2$ 칼럼을 사용하여 분리도를 향상시켜서 분석해 본다.

A-2. 오렌지주스: (Pass-Through Cleanup)

①시판되는 오렌지 주스를 준비한다.

②오렌지주스 100㎖를 취하여 GFC(Whatman)여지로 여과한다.
(내용물이 많이 포함된 시료는 미리 GFC혹은 5A 등으로 여과 한다.)

③여과액 100㎖를 취하여 10,000rpm으로 10분간 원심분리한다.

④메탄올과 물로 미리 활성화한 sep-pak cartridge를 준비한다.

⑤원심분리된 시료용액 15㎖를 sep-pak cartridge에 통과시킨다.

⑥처음에 sep-pak cartridge를 통과한 액 5㎖는 버린다.

⑦100㎖ V-flask를 준비하고 나머지 통과액 10㎖을 넣는다.

⑧내부표준액(카페인, 10PPM) 10㎖를 정확히 취하여 넣는다.
⑨이동상용액으로 표선을 정확히 맞춘다.
⑩Membrane Filter(pore size 0.45㎛)로 진공흡인 여과한다.
⑪ 검액으로 한다.

B. Preparation Standard solution (표준액제조)
①비타민 C 표준품 100㎎을 정밀하게 칭량한다.
②깨끗하게 잘 건조된 100㎖ V-flask에 투입한다.
③이동상용액을 넣어 녹인 후 표선을 정확하게 맞춘다.(표준원액)
(stock solution: 1000PPM = 100㎎/100㎖ = 10㎎/10㎖ = 1㎎/1㎖)
④표준원액 1㎖, 2㎖, 3㎖를 홀 피펫으로 정확하게 취한다.
⑤각각 3개의 깨끗하게 잘 건조된 100㎖ V-flask에 투입한다.
⑥각각에 내부표준액(카페인, 10PPM) 10㎖를 정확히 취하여 넣는다.
⑦각각 이동상용액을 넣어 표선을 정확하게 맞춘다.(표준액1, 2, 3)
⑧제조된 표준액을 Membrane Filter(pore size 0.45㎛)로 여과한다.
⑨Ultrasonicator를 이용하여 30분간 탈기하여 표준액으로 한다.

※표준액1: 비타민 C 농도: 10PPM, 내부표준물질(카페인)농도: 1PPM
표준액2: 비타민 C 농도: 20PPM, 내부표준물질(카페인)농도: 1PPM
표준액3: 비타민 C 농도: 30PPM, 내부표준물질(카페인)농도: 1PPM

C. HPLC Injection (분석)
검액 및 표준액 20㎕를 가지고 분석조건으로 액체크로마토그래프법에 따라 시험하여 각 검액 및 표준액의 성분량비($M_X/M_S$)에 따른 피크면적비($A_X/A_S$)를 측정한다.

## (6) Calculation (계산)

3개의 표준액에 각각 일정량의 내부표준액을 투입하여 각 표준액 중의 성분량의 비($M_X/M_S$: 표준액중 목적성분량/내부표준물질량)를 X 값으로 하고 이에 따른 피크면적비($A_X/A_S$: 표준액중 목적성분에 의한 피크면적/내부표준물질에 의한 피크면적)를 Y 값으로 하며 최소제곱법으로 분석하여 검량선(회귀직선식:$Y= aX + b$)을 작성하고 표준액과 동일한 량의 내부표준액이 포함된 의약품시료의 피크면적비($A_X/A_S$)를 회귀직선식의 Y값에 대입하여 의약품시료의 성분량의 비($M_X/M_S$)를 구한다.

## (7) Precision and Accuracy

A. Reproducibility (재현성검토)
표준액3(비타민C 농도:10PPM, 내부표준물질(카페인)농도:10PPM) 20㎕를 가지고 분석조건으로 6 회 반복하여 주입하여 피크면적비($A_X/A_S$: 표준액중 목적성분에 의한 피크면적/내부표준물질에 의한 피크면적)의 상대표준편차(%RSD)를 확인한다.

B. Recovery Rate (회수율측정)
비타민 C 드링크제에 대한 회수율 측정

(일정량의 시료에 일정량의 표준시약 첨가하여 A용액 제조)
①시판 비타민 C 드링크제를 10000 rpm으로 10분간 원심분리한다.
②원심분리된 액 10㎖를 100㎖ V-flask에 넣는다.
③비타민 C 표준원액(1000PPM) 10㎖를 정확하게 넣는다.
④이동상용액을 넣어 정확하게 100㎖ 표선을 맞춘다. (A)용액

(일정량의 시료에 표준시약을 첨가하지 않고 B용액 제조)
⑤시판 비타민 C 드링크제를 10000 rpm으로 10분간 원심분리한다.
⑥원심분리된 액 10㎖를 100㎖ V-flask에 넣는다.
⑦이동상용액을 넣어 정확하게 100㎖ 표선을 맞춘다. (B)용액

(표준시약만을 이용하여 C용액 제조)
⑧깨끗한 100㎖ V-flask를 준비한다.
⑨비타민 C 표준원액(1000PPM) 10㎖를 정확하게 넣는다.
⑩이동상용액을 넣어 정확하게 100㎖ 표선을 맞춘다.(100PPM) (C)용액

(A, B, C용액의 분석과정)
⑪메탄올과 물로 미리 활성화한 sep-pak cartridge를 2개 준비한다.
⑫A, B용액 15㎖를 각각 sep-pak cartridge에 통과시킨다.
⑬처음에 sep-pak cartridge를 통과한 액 5㎖는 버린다.
⑭나머지 통과액 각각 10㎖을 각각 모아서 A, B용액으로 한다.
⑮A, B, C용액을 각각 Membrane Filter(0.45㎛)로 여과하여 분석한다.

※오렌지주스의 경우는 여과한 후 같은 방법으로 진행한다.

## (8) Bibliography (관련문헌)


A. 'Handbook of fine Chemicals', Aldrich advancing Science, Aldrich
B. '의약품분석을 위한 기기분석실무', 이준걸 편저, 오성미디어
C. '대한약전 수재 의약품의 분석', 이준걸 편저, 오성미디어
D. '최적 비타민 C 분석법 선정에 관한 연구', 최원선 외, 한국식품과학회지, Vol. 37, No. 6, pp. 861-865 (205)
E. '비타민 C의 분석법', 김정봉 외, 농업생명공학연구원

# 실험보고서(Report)

(1). 실험일시: 20 . . . 실험조: ____조, 성명__________

(2). 실험제목: 시판 음료 중 카페인 (Caffeine) 정량

(3). 실험목적: ______________________________

______________________________

(4). 실험원리: ______________________________

______________________________

______________________________

______________________________

(5). 실험순서: (본문참고)

(6). 실험조건:

| Column | | Detector | |
|---|---|---|---|
| Flow(㎖/*min*) | | Column Temp. | |
| Eluent | | | |
| Int. st. sol'n | | | |

(7). 실험결과:

A−1. 드링크제의 Chromatogram 및 Peak Table (실험결과물 부착할 것)

A-2. 오렌지주스의 Chromatogram 및 Peak Table (실험결과물 부착할 것)

B. 표준액(1)의 Chromatogram 및 Peak Table (실험결과물 부착할 것)

B. 표준액(2)의 Chromatogram 및 Peak Table (실험결과물 부착할 것)

B. 표준액(3)의 Chromatogram 및 Peak Table (실험결과물 부착할 것)

**(8). 계산:**

비타민 C 표준액에 대한 HPLC 분석 결과.

| | 표준액1 | 표준액2 | 표준액3 |
|---|---|---|---|
| 성분량의비($M_X/M_S$), X | (　　) | (　　) | (　　) |
| 피크면적비($A_X/A_S$), Y | (　　) | (　　) | (　　) |

표준액의 분석 자료(음영처리 부분)를 이용하여 다음 표를 작성한다.

| 표준액 | X, ($M_X/M_S$) | Y, ($A_X/A_S$) | X·Y | $X^2$ | $Y^2$ |
|---|---|---|---|---|---|
| 1 | | | | | |
| 2 | | | | | |
| 3 | | | | | |
| $\sum$ | | | | | |

최소제곱법(Least square method)을 이용하여 회귀직선식을 구하고 검량선을 작성한다. 또 상관계수(R)을 구하여 직선성을 파악한다.

$$a=\frac{n\sum(X\cdot Y)-\sum X\cdot\sum Y}{n\sum X^2-(\sum X)^2}=\rule{6cm}{0.4pt}=$$

$$b=\frac{(\sum X^2)\cdot\sum Y-\sum X\cdot\sum(X\cdot Y)}{n\sum X^2-(\sum X)^2}=\rule{6cm}{0.4pt}=$$

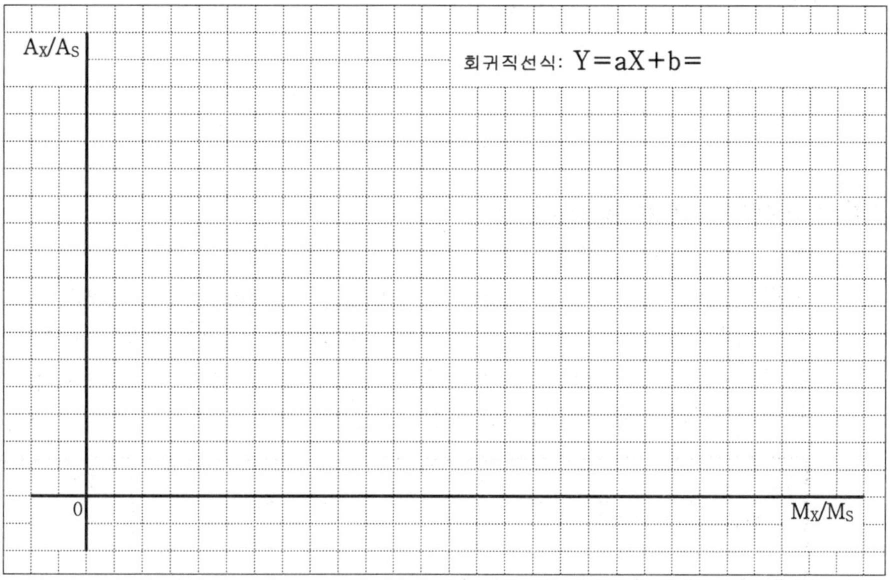


$$R=\frac{n\sum(X\cdot\ Y)-\sum X\cdot\ \sum Y}{\sqrt{[n\sum X^2-(\sum X)^2]\cdot\ [n\sum Y^2-(\sum Y)^2]}}$$

$$=\rule{10cm}{0.4pt}=$$

검액에 대한 HPLC 분석 결과값

| | 비타민 C 드링크제 | 오렌지주스 |
|---|---|---|
| 피크면적비($A_X/A_S$), Y | (　　　　) | (　　　　) |

표준액으로 미리 구한 회귀직선식(Y= aX ± b)의 피크면적비($A_X/A_S$)값에 각 검액의 피크면적비를 대입하여 성분량의비($M_X/M_S$)를 계산한다.

단, 시료(드링크제, 오렌지주스)제조방법을 확인해 보면 각각 원심분리한 후에 15㎖를 sep-pak cartridge에 통과시켰으며 처음 통과액 5㎖를 버리고 나머지 10㎖를 취하여 각각 내부표준액 10㎖를 넣고 표선을 맞추어 분석하였다. 따라서 회귀직선에 의해 구한 검액의 성분량의비($M_X/M_S$)를 계산하여 구한 $M_X$ 값은 각 검액 10㎖에 포함된 량이다. 그러므로 검액에 포함된 비타민 C의 량은 검액의 용량(오렌지주스 용량 혹은 비타민 C 드링크제 용량)에 따라 환산해 줘야 한다.

1) 드링크 제: (　　　) = (　　　)X ± (　　　), X=

∴ ____________________

2) 오렌지주스: (　　　) = (　　　)X ± (　　　), X=

∴ ____________________

### (9). Precision and Accuracy

A. Reproducibility (재현성검토)

표준액3(비타민C 농도:10PPM, 내부표준물질(카페인)농도:1PPM) 20㎕를 가지고 분석조건으로 6 회 반복하여 주입하여 피크면적비($A_X/A_S$: 표준액 중 목적성분에 의한 피크면적/내부표준물질에 의한 피크면적)의 상대표준편차(%RSD)를 확인한 결과는 다음과 같다.

| | 1회 | 2회 | 3회 | 4회 | 5회 | 6회 |
|---|---|---|---|---|---|---|
| 비타민C 표준액3의 피크면적비($A_X/A_S$): $x_i$ | | | | | | |

$$\bar{x} = \frac{(\quad)+(\quad)+(\quad)+(\quad)+(\quad)+(\quad)}{6} =$$

| sample | $x_i$ | $x_i - \bar{x}$ | $(x_i - \bar{x})^2$ |
|---|---|---|---|
| 1 | | | |
| 2 | | | |
| 3 | | | |
| 4 | | | |
| 5 | | | |
| 6 | | | |
| $\sum$ | | | |

$$\sigma = \sqrt{\frac{\sum_{i=1}^{N}(x_i - \bar{x})^2}{N-1}} = \sqrt{\frac{(\qquad\qquad)}{6-1}} =$$

$$\% RSD = \frac{\sigma}{\bar{x}} \times 100 = \qquad \%$$

B. Recovery Rate (회수율측정)

(C)용액(비타민 C 표준액)에 대한 분석 결과로 다음 표를 작성한다.

| | 1회 | 2회 | 3회 | 평균 |
|---|---|---|---|---|
| 피크면적(Y) | ( ) | ( ) | ( ) | ( ) |

(B)용액의 분석 자료를 이용하여 다음 표를 작성한다.

| | 1회 | 2회 | 3회 | 평균 |
|---|---|---|---|---|
| 드링크 제(Y) | ( ) | ( ) | ( ) | ( ) |
| 오렌지주스 (Y) | ( ) | ( ) | ( ) | ( ) |

(A)용액의 분석 자료를 이용하여 다음 표를 작성한다.

| | 1회 | 2회 | 3회 | 평균 |
|---|---|---|---|---|
| 드링크 제(Y) | ( ) | ( ) | ( ) | ( ) |
| 오렌지주스 (Y) | ( ) | ( ) | ( ) | ( ) |

Recovery Rate (회수율)

| | 계산 | 회수율 |
|---|---|---|
| 드링크제 | | ( ) |
| 오렌지주스 | | ( ) |

**(10) Discussion (고찰)**

## 실험4 야채, 채소 등 식품류 중 총 Vitamin-C 정량

Ascorbic Acid (INN, USP, BP, EP, IP, JP),
L-아스코르빈산 (식첨), Vitamin C (별명), 비타민 C

### (1) General Discussion

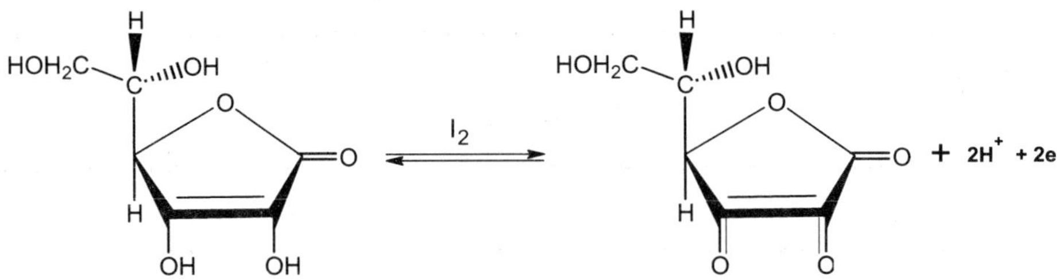

ascorbic acid (AsA) dehydroascorbic acid (DHA)

전술한 바와 같이 현재까지 가장 널리 알려진 Vitamin C의 산화적 분해경로는 MDAsA를 경유해서 disproportionation 반응에 의해서 DHA가 생성되는 과정이다. 따라서 Vitamin C는 대부분이 산화형(DHA)과 환원형(AsA)의 두 가지 형태로 존재하게 되며 DHA와 AsA형태를 합하여 총비타민C(TAA) 함량으로 계산한다. 천연물질로는 존재하지 않는 isoascorbic acid(IAA)와 erythorbic acid 역시 비슷한 활성을 가지고 있으나 활성은 크지 않다고 한다.(Bui-Nguyen, 1980)

HPLC에 의해서 Vitamin C를 정량하려는 시도가 많았으나 DHA에 대한 UV검출기의 감도가 낮아서 많은 시행착오를 겪어 오다가 Keating과 Haddad(1982)등이 reverse phase $C_{18}$ column을 사용하여 AsA와 DHA를 분리하고 1,2-Phenylenediamine dihydrochloride(OPDA)를 넣어 fluorophore 3-(1,2-dihydrooxyethyl)furo[3,4-b]quinoxaline-1-one(DFQ)(유도체)를 만들어서 파장 254㎚와 290㎚에서 각각 검출을 용이하게 한 방법도 개발되었다.(Zapata, S. and Dufour J. P. 1992)

### (2) Apparatus (장치 및 기구)

A. 장치

HPLC(High Performance Liquid Chromatography) System, Vacuum Filtering System, Chemical Balance, Ultra Pure Water System, Ultra-sonicator, Centrifuge, Vortex mixer, Homogenizer,

Mixer

B. 초자기구류

Volumetric Flask(100㎖), Hole Pipet(10㎖), Membrane Filter(pore size 0.45㎛), Micro-Syringe(20㎕ 이상), Filler, sep-pak cartridge($C_{18}$, waters), Filter paper(5A, 5B)

## (3) Reagents (시약 및 시액)

A. 비타민C 표준품 (L-Ascorbic Acid, Vitamin C, AsA), $C_6H_8O_6$

(FW 176.12, ACS Reagent, ≥99%, $[\alpha]^{25}_{D}$ +20.5 ~ +21.5 in $H_2O$, Aldrich cat. no. 255564-100G)

B. 데히드로아스코르빈산 표준품 (Dehydroascorbic Acid, DHA), $C_6H_6O_6$

(FW 174.11, Aldrich cat. no. 261556-1G)

C. 내부표준물질 (Isoascorbic Acid, IAA), $C_6H_8O_6$

D-Araboascorbic acid; D-erythro-hex-2-enoic acid γ-lactone

(FW 176.12, Aldrich cat. no. 856061-500G)

500 ppm: Isoascorbic Acid 50㎎을 이동상용액에 녹여 100㎖로 한다.

D. 메탄올 (MeOH, Methanol), $CH_3OH$

(≥99.9%, CHROMASOLV®, HPLC gradient grade, Aldrich cat. no. 34885-4L-R)

E. 시트르산 (Citric Acid), $HOC(COOH)(CH_2COOH)_2$, $C_6H_8O_7$

(FW 192.12, ≥99.5%, ACS Reagent, Aldrich cat. no. 251275-500G)

F. EDTA (ethylenediaminetetraacetic acid calcium disodium salt hydrate)

$Ca(O_2CCH_2)_2NCH_2CH_2N(CH_2CO_2Na)_2 \cdot xH_2O$

(FW 374.27, 98%, Aldrich cat. no. 340073-100G)

G. Cetrimide (Hexadecyltrimethylammonium bromide), $C_{19}H_{42}BrN$

(Cetrimonium bromide; Cetyltrimethylammonium bromide; CTAB)

(Palmityltrimethylammonium bromide), $CH_3(CH_2)_{15}N(Br)(CH_3)_3$

(FW 364.45, puriss. p.a., for ion pair chromatography, ≥99.0%, Aldrich cat. no. 52367-10G-F)

H. 인산이수소칼륨 (Potassium dihydrogen phosphate), $KH_2PO_4$

(Monopotassium phosphate; Potassium phosphate monobasic)

(FW 136.09, ≥99.0%, ACS Reagent, Aldrich cat. no. P0662-500G)

I. 유도체화 용액 (1,2-phenylenediamine dihydrochloride; OPDA)

(1,2-Diaminobenzene Dihydrochloride), $C_6H_8N_2 \cdot 2HCl$

(FW 181.06, ≥98.0%, Tokyo Chemical Industry Co., Ltd. CAS: 615-28-1)

25mM OPDA 용액: OPDA 0.4526g을 이동상에 녹여 100㎖로 한다.

J. 추출용 완충액 (Buffer solution for Extraction)

(0.1㏖ citric acid, 0.05% EDTA in 5% aqueous MeOH)

Citric acid 19.212g과 EDTA 0.5g을 정확히 취해 1L V-flask에 넣고 50㎖의 MeOH를 넣은 후 초순수를 넣어 표선을 맞춘다.

## (4) Analytical Condition (분석조건)

A. 검출기 (Detector)

·PDA(Photo diode array) detector or UV detector (290㎚)

·DHA 분석 시 : 228㎚,  AsA 분석 시 : 263㎚

B. 칼럼 (Column)

μ-Bondapak C18 (I.D. 3.9㎜, L. 150㎜, Shimadzu)

C. 칼럼온도 (Column Temperature)

실온 혹은 40℃

D. 이동상 (Mobile Phase, Eluent)

$MeOH/H_2O$ = 5/95 (V/V), (with 5mM cetrimide and 50mM Potassium dihydrogen phosphate, pH 4.59)

E. 유속 (Flow Rate, ㎖/*min*)

1.0㎖/*min*

## (5) Procedure (실험순서)

A. Preparation Sample solution (검액제조)

A-1. 야채류 중 AsA 분석 : (Pass-Through Cleanup)

①시판 야채류를 준비한다.

②시료를 mixer로 분쇄하거나 homogenizer로 균질화한다.

③균질화된 시료 10g을 100㎖ △flask에 넣는다.

④추출용 완충액 50㎖를 넣고 30분간 잘 혼합하여 추출한다.

⑤추출액을 여지(5A)를 이용하여 여과하고 100㎖ V-flask에 넣는다.

⑥여기에 내부표준물질(IAA) 1㎖를 넣고 이동상으로 표선을 맞춘다.

⑦이 액을 원심분리(10,000rpm, 10분)하고 상징액을 △flask에 넣는다.

⑧메탄올과 물로 미리 활성화한 sep-pak cartridge를 준비한다.
⑨원심분리된 시료용액 15㎖를 sep-pak cartridge에 통과시킨다.
⑩처음에 sep-pak cartridge를 통과한 액 5㎖는 버린다.
⑪나머지 통과액 10㎖를 모은다.
⑫Membrane Filter(pore size 0.45㎛)로 여과한다.
⑬이 액을 야채류 중 ASA성분을 분석하기 위한 검액으로 한다.

A-2. 야채류 중 DHA 분석 : (Pass-Through Cleanup)

①시판 야채류를 준비한다.
②시료를 mixer로 분쇄하거나 homogenizer로 균질화한다.
③균질화된 시료 10g을 100㎖ △flask에 넣는다.
④추출용 완충액 50㎖를 넣고 30분간 잘 혼합하여 추출한다.
⑤추출액을 여지(5A)를 이용하여 여과하고 100㎖ V-flask에 넣는다.
⑥여기에 내부표준물질(IAA) 1㎖를 넣고 이동상으로 표선을 맞춘다.
⑦이 액을 원심분리(10,000rpm, 10분)하고 상징액을 △flask에 넣는다.
⑧메탄올과 물로 미리 활성화한 sep-pak cartridge를 준비한다.
⑨원심분리된 시료용액 15㎖를 sep-pak cartridge에 통과시킨다.
⑩처음에 sep-pak cartridge를 통과한 액 5㎖는 버린다.
⑪나머지 통과액 10㎖를 모은다.
⑫Membrane Filter(pore size 0.45㎛)로 여과한다.
⑬여과액 7.5㎖를 10㎖ V-flask에 넣는다.
⑭여기에 유도체화용액인 25mM OPDA용액을 2.5㎖ 넣는다.
⑮용기를 암상태(호일로 용기를 감싼다), 상온에서 37분간 반응시킨다.
AsA가 산화된 형태인 DHA를 분석하기 위해서 OPDA와 반응시킴.
⑯이 액을 야채류 중 DHA성분을 분석하기 위한 검액으로 한다.

B. Preparation Standard solution (표준액제조)

B-1. AsA 표준액제조 : (Pass-Through Cleanup)

①비타민 C 표준품 100㎎을 정밀하게 칭량한다.
②깨끗하게 잘 건조된 100㎖ V-flask에 투입한다.
③이동상용액을 넣어 녹인 후 표선을 정확하게 맞춘다.(표준원액)
(stock solution: 1000PPM = 100㎎/100㎖ = 10㎎/10㎖ = 1㎎/1㎖)
④표준원액 1㎖, 2㎖, 3㎖를 홀 피펫으로 정확하게 취한다.
⑤각각 3개의 깨끗하게 잘 건조된 100㎖ V-flask에 투입한다.
⑥각각에 내부표준물질(IAA) 1㎖를 정확히 취하여 넣는다.
⑦각각 이동상용액을 넣어 표선을 정확하게 맞춘다.(표준액1, 2, 3)
⑧제조된 표준액을 Membrane Filter(pore size 0.45㎛)로 여과한다.

⑨Ultrasonicator를 이용하여 30분간 탈기하여 표준액으로 한다.

※표준액1: 비타민 C 농도: 10PPM, 내부표준물질(IAA)농도: 5PPM
표준액2: 비타민 C 농도: 20PPM, 내부표준물질(IAA)농도: 5PPM
표준액3: 비타민 C 농도: 30PPM, 내부표준물질(IAA)농도: 5PPM

B-2. DHA 표준액제조 : (Pass-Through Cleanup)

①데히드로아스코르빈산(DHA) 표준품 100㎎을 정밀하게 칭량한다.
②깨끗하게 잘 건조된 100㎖ V-flask에 투입한다.
③이동상용액을 넣어 녹인 후 표선을 정확하게 맞춘다.(표준원액)
(stock solution: 1000PPM = 100㎎/100㎖ = 10㎎/10㎖ = 1㎎/1㎖)
④표준원액 1㎖, 2㎖, 3㎖를 홀 피펫으로 정확하게 취한다.
⑤각각 3개의 깨끗하게 잘 건조된 100㎖ V-flask에 투입한다.
⑥각각에 내부표준물질(IAA) 1㎖를 정확히 취하여 넣는다.
⑦각각 이동상용액을 넣어 표선을 정확하게 맞춘다.(표준액1, 2, 3)
⑧제조된 표준액을 Membrane Filter(pore size 0.45㎛)로 여과한다.
⑨Ultrasonicator를 이용하여 30분간 탈기하여 표준액으로 한다.

※표준액1: DHA 농도: 10PPM, 내부표준물질(IAA)농도: 5PPM
표준액2: DHA 농도: 20PPM, 내부표준물질(IAA)농도: 5PPM
표준액3: DHA 농도: 30PPM, 내부표준물질(IAA)농도: 5PPM

C. HPLC Injection (분석)

검액 및 표준액 20㎕를 가지고 분석조건으로 액체크로마토그래프법에 따라 시험하여 각 검액 및 표준액의 성분량비($M_X/M_S$)에 따른 피크면적비($A_X/A_S$)를 측정한다.

## (6) Calculation (계산)

3개의 표준액에 각각 일정량의 내부표준액을 투입하여 각 표준액 중의 성분량의 비($M_X/M_S$: 표준액중 목적성분량/내부표준물질량)를 X 값으로 하고 이에 따른 피크면적비($A_X/A_S$: 표준액중 목적성분에 의한 피크면적/내부표준물질에 의한 피크면적)를 Y 값으로 하며 최소제곱법으로 분석하여 검량선(회귀직선식:$Y= aX + b$)을 작성하고 표준액과 동일한 량의 내부표준액이 포함된 의약품시료의 피크면적비($A_X/A_S$)를 회귀직선식의 Y값에 대입하여 의약품시료의 성분량의 비($M_X/M_S$)를 구한다.

## (7) Precision and Accuracy

A. Reproducibility (재현성검토)

표준액3(비타민C 농도:10PPM, 내부표준물질(IAA)농도:5PPM) 20㎕를 가지고 분석조건으로 6 회 반복하여 주입하여 피크면적비($A_X/A_S$: 표준액중 목적성분에 의한 피크면적/내부표준물질에 의한 피크면적)의 상대표준편차(%RSD)를 확인한다.

B. Recovery Rate (AsA 회수율측정)

(일정량의 시료에 일정량의 표준시약 첨가하여 A용액 제조)

①시판 야채류를 homogenizer로 균질화한다.
②균질화된 시료 10g을 100㎖ △flask에 넣는다.
③추출용 완충액 50㎖를 넣고 30분간 잘 혼합하여 추출한다.
④추출액을 여지(5A)를 이용하여 여과하여 모은다.
⑤이 액을 10000 rpm으로 10분간 원심분리한다.
⑥원심분리된 액 10㎖를 100㎖ V-flask에 넣는다.
⑦비타민 C 표준원액(1000PPM) 10㎖를 정확하게 넣는다.
⑧이동상용액을 넣어 정확하게 100㎖ 표선을 맞춘다. (A)용액

(일정량의 시료에 표준시약을 첨가하지 않고 B용액 제조)

⑨시판 야채류를 homogenizer로 균질화한다.
⑩균질화된 시료 10g을 100㎖ △flask에 넣는다.
⑪추출용 완충액 50㎖를 넣고 30분간 잘 혼합하여 추출한다.
⑫추출액을 여지(5A)를 이용하여 여과하여 모은다.
⑬이 액을 10000 rpm으로 10분간 원심분리한다.
⑭원심분리된 액 10㎖를 100㎖ V-flask에 넣는다.
⑮이동상용액을 넣어 정확하게 100㎖ 표선을 맞춘다. (B)용액

(표준시약만을 이용하여 C용액 제조)

⑯깨끗한 100㎖ V-flask를 준비한다.
⑰비타민 C 표준원액(1000PPM) 10㎖를 정확하게 넣는다.
⑱이동상용액을 넣어 정확하게 100㎖ 표선을 맞춘다.(100PPM) (C)용액

(A, B, C용액의 분석과정)

⑲메탄올과 물로 미리 활성화한 sep-pak cartridge를 2개 준비한다.
⑳A, B용액 15㎖를 각각 sep-pak cartridge에 통과시킨다.
㉑처음에 sep-pak cartridge를 통과한 액 5㎖는 버린다.
㉒나머지 통과액 각각 10㎖을 각각 모아서 A, B용액으로 한다.
㉓A, B, C용액을 각각 Membrane Filter(0.45㎛)로 여과하여 분석한다.

## (8) Bibliography (관련문헌)

A. 'Handbook of fine Chemicals', Aldrich advancing Science, Aldrich
B. ‘의약품분석을 위한 기기분석실무’, 이준걸 편저, 오성미디어
C. '대한약전 수재 의약품의 분석‘, 이준걸 편저, 오성미디어
D. '최적 비타민 C 분석법 선정에 관한 연구‘, 최원선 외, 한국식품과학회지, Vol. 37, No. 6, pp. 861-865 (205)
E. '비타민 C의 분석법‘, 김정봉 외, 농업생명공학연구원

**참고8** 최적비타민 C 분석법 선정에 관한 연구

※ (한국식품과학회지 37(6), pp. 861~865 (2005)
HPLC를 이용한 식품의 ascorbic acid 함량의 분석과 조리에 의한 변화(대한가정학회지 31(4), pp. 201~208 (1993)

시료 10g 칭량

⇩

동량의 6% 메타인산 투입

⇩

분쇄기에서 분쇄

⇩

일정량을 정확히 취해 100㎖ V-flask에 투입

⇩

6% 메타인산 투입하여 표선 채움

→

격렬하게 30분간 흔들어 추출

⇩

추출액을 10분간 원심분리 (10,000 rpm)

⇩

여과지(Whatman no. 2)로 여과

⇩

여과액을 membrane filter(0.45 ㎛)로 재 여과

⇩

Degassing 하고 HPLC로 분석

## 참고9 수용성 비타민의 추출법

※ 역상 HPLC에 의한 식품 중 수용성 비타민 분석을 위한 전처리
(한국식품과학회지 34(2), pp. 141~150 (2002)

시료 100g 칭량

⇩

증류수 100㎖ 첨가하여 10분간 균질화(homogenizer)

⇩

Phosphoric Acid 가하여 pH 4.5로 조정

⇩

Bromelain 또는 protease 250 ㎎, α-amylase 2g 첨가

⇩

45℃, 3시간 배양한 후 실온으로 냉각

⇩

20% 메타인산 10㎖ 가하여 단백질 침전

⇩

5℃, 10000 rpm으로 30분간 원심분리

⇩

단백질침전과정을 3회 반복하고 상징액을 합한 후 100㎖로 정용

⇩

5㎖ 메탄올로 미리 세척한 C18 Sep-Pak Cartridge 준비

⇩

시료 5㎖를 통과시켜서 모음

⇩

1% 인산 7㎖, 0.1N NaOH 10 ㎖, MeOH:$H_2O$(1:1)용액 3㎖를 통과시키고 모음

⇩

통과액을 모두 합하여 25㎖로 정용

⇩

0.45㎛ membrane filter로 여과

⇩

10㎕ injection HPLC 분석

# 보고서(Report)

(1). 실험일시: 20 . . . 실험조: _____조, 성명__________

(2). 실험제목: 야채, 채소 등 식품류 중 총 Vitamin-C 정량

(3). 실험목적: ____________________________________________

____________________________________________

(4). 실험원리: ____________________________________________

____________________________________________

____________________________________________

____________________________________________

(5). 실험순서: (본문참고)

(6). 실험조건:

| Column | | Detector | |
|---|---|---|---|
| Flow(㎖/*min*) | | Column Temp. | |
| Eluent | | | |
| Int. st. sol'n | | | |

(7). 실험결과:

A-1. 시료(AsA)의 Chromatogram 및 Peak Table (실험결과물 부착할 것)

A-2. 시료(DHA)의 Chromatogram 및 Peak Table (실험결과물 부착할 것)

B-1. AsA표준액(1)의 Chromatogram 및 Peak Table (실험결과물 부착)

B-1. AsA표준액(2)의 Chromatogram 및 Peak Table (실험결과물 부착)

B−1. AsA표준액(3)의 Chromatogram 및 Peak Table (실험결과물 부착)

B−2. DHA표준액(1)의 Chromatogram 및 Peak Table (실험결과물 부착)

B-2. DAH표준액(2)의 Chromatogram 및 Peak Table (실험결과물 부착)

B-2. DHA표준액(3)의 Chromatogram 및 Peak Table (실험결과물 부착)

**(8). 계산:**

표준액(AsA 및 DHA)에 대한 HPLC 분석 결과.

| | | 표준액1 | 표준액2 | 표준액3 |
|---|---|---|---|---|
| AsA | 성분량의비($M_X/M_S$), X | (　　) | (　　) | (　　) |
| | 피크면적비($A_X/A_S$), Y | (　　) | (　　) | (　　) |
| DHA | 성분량의비($M_X/M_S$), X | (　　) | (　　) | (　　) |
| | 피크면적비($A_X/A_S$), Y | (　　) | (　　) | (　　) |

AsA 표준액의 분석 자료를 이용하여 다음 표를 작성하고 회귀직선식을 구하고 상관계수(R)을 구하여 직선성을 파악한다.

| 표준액 | X, ($M_X/M_S$) | Y, ($A_X/A_S$) | X·Y | $X^2$ | $Y^2$ |
|---|---|---|---|---|---|
| 1 | | | | | |
| 2 | | | | | |
| 3 | | | | | |
| $\Sigma$ | | | | | |

$$a= \frac{n\sum(X\cdot Y)-\sum X\cdot\sum Y}{n\sum X^2-(\sum X)^2} = \rule{3cm}{0.4pt} =$$

$$b= \frac{(\sum X^2)\cdot\sum Y-\sum X\cdot\sum(X\cdot Y)}{n\sum X^2-(\sum X)^2} = \rule{3cm}{0.4pt} =$$

$$R = \frac{n\sum(X\cdot\ Y)-\sum X\cdot\ \sum Y}{\sqrt{[n\sum X^2-(\sum X)^2]\cdot\ [n\sum Y^2-(\sum Y)^2]}} = \rule{3cm}{0.4pt} =$$

DHA 표준액의 분석 자료를 이용하여 다음 표를 작성하고 회귀직선식을 구하고 상관계수(R)을 구하여 직선성을 파악한다.

| 표준액 | X, ($M_X/M_S$) | Y, ($A_X/A_S$) | X·Y | $X^2$ | $Y^2$ |
|---|---|---|---|---|---|
| 1 | | | | | |
| 2 | | | | | |
| 3 | | | | | |
| $\Sigma$ | | | | | |

$$a= \frac{n\sum(X\cdot Y)-\sum X\cdot\sum Y}{n\sum X^2-(\sum X)^2} = \rule{3cm}{0.4pt} =$$

$$b= \frac{(\sum X^2)\cdot\sum Y-\sum X\cdot\sum(X\cdot Y)}{n\sum X^2-(\sum X)^2} = \rule{3cm}{0.4pt} =$$

$$R = \frac{n\sum(X\cdot\ Y)-\sum X\cdot\ \sum Y}{\sqrt{[n\sum X^2-(\sum X)^2]\cdot\ [n\sum Y^2-(\sum Y)^2]}} = \rule{3cm}{0.4pt} =$$

시료에 대한 HPLC 분석 결과값

| | AsA | DHA |
|---|---|---|
| 피크면적비($A_X/A_S$), Y | (　　　　　) | (　　　　　) |

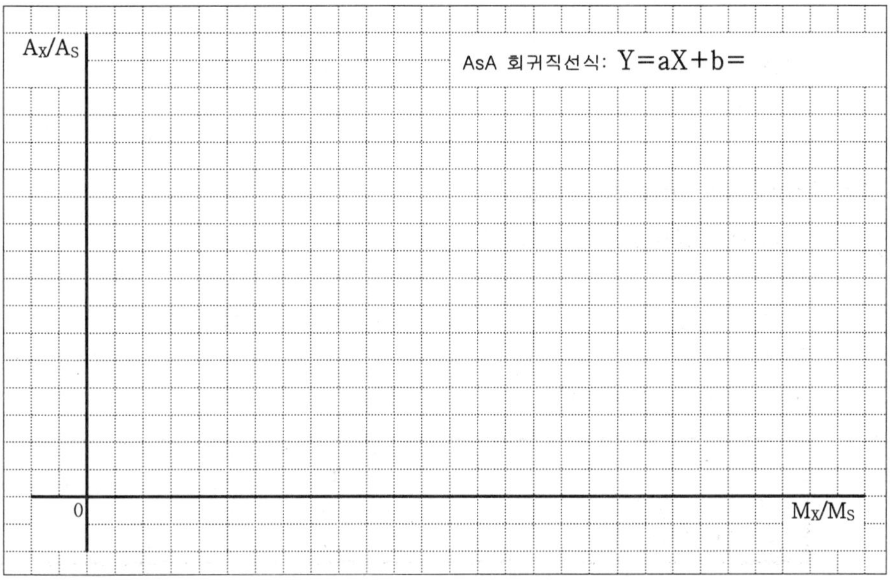


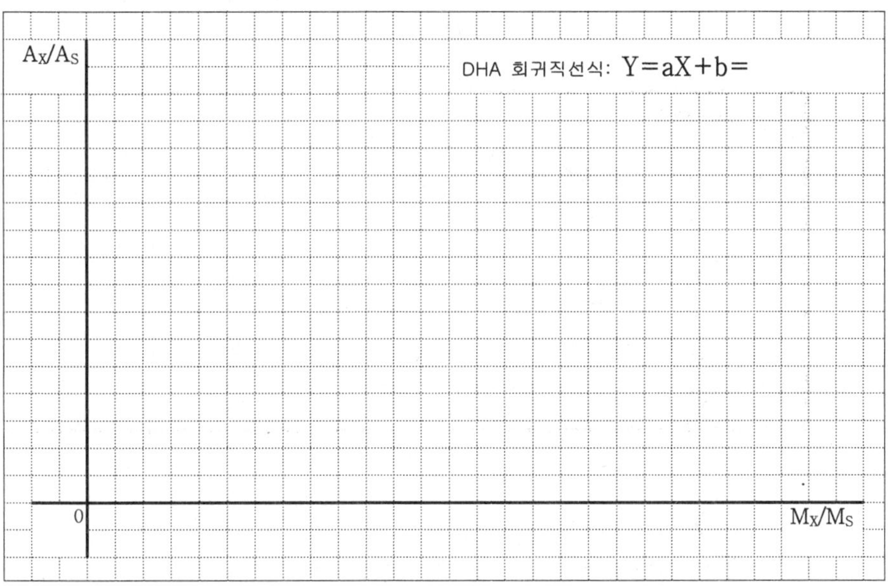

표준액으로 미리 구한 회귀직선식(Y= aX ± b)의 피크면적비($A_X/A_S$)값에 각 검액의 피크면적비를 대입하여 성분량의비($M_X/M_S$)를 계산한다.

단, 시료(AsA, DHA)제조방법을 확인하고 시료 1g에 포함되어있는 AsA의 량과 DHA의 량을 환산해 줘야 한다.

1) 시료 중 AsA: (        ) = (        )X ± (        ), X=

∴ ____________________

2) 시료 중 DHA: (        ) = (        )X ± (        ), X=

∴ ____________________

## (9). Precision and Accuracy

A. Reproducibility (재현성검토)

표준액3(비타민C 농도:10PPM, 내부표준물질(IAA)농도:5PPM) 20㎕를 가지고 분석조건으로 6 회 반복하여 주입하여 피크면적비($A_X/A_S$: 표준액중 목적성분에 의한 피크면적/내부표준물질에 의한 피크면적)의 상대표준편차(%RSD)를 확인한 결과는 다음과 같다.

| | 1회 | 2회 | 3회 | 4회 | 5회 | 6회 |
|---|---|---|---|---|---|---|
| 비타민C 표준액3의 피크면적비($A_X/A_S$): $x_i$ | | | | | | |

$$\bar{x} = \frac{(\quad)+(\quad)+(\quad)+(\quad)+(\quad)+(\quad)}{6} =$$

| sample | $x_i$ | $x_i - \bar{x}$ | $(x_i - \bar{x})^2$ |
|---|---|---|---|
| 1 | | | |
| 2 | | | |
| 3 | | | |
| 4 | | | |
| 5 | | | |
| 6 | | | |
| $\sum$ | | | |

$$\sigma = \sqrt{\frac{\sum_{i=1}^{N}(x_i - \bar{x})^2}{N-1}} = \sqrt{\frac{(\qquad)}{6-1}} =$$

$$\% RSD = \frac{\sigma}{\bar{x}} \times 100 = \qquad \%$$

B. Recovery Rate (회수율측정)

(C)용액(비타민 C 표준액)에 대한 분석 결과로 다음 표를 작성한다.

| | 1회 | 2회 | 3회 | 평균 |
|---|---|---|---|---|
| 피크면적(Y) | (　　) | (　　) | (　　) | (　　) |

(B)용액의 분석 자료를 이용하여 다음 표를 작성한다.

| | 1회 | 2회 | 3회 | 평균 |
|---|---|---|---|---|
| 시료(AsA) (Y) | (　　) | (　　) | (　　) | (　　) |

(A)용액의 분석 자료를 이용하여 다음 표를 작성한다.

| | 1회 | 2회 | 3회 | 평균 |
|---|---|---|---|---|
| 시료(AsA) (Y) | (　　) | (　　) | (　　) | (　　) |

Recovery Rate (회수율)

| | 계산 | 회수율 |
|---|---|---|
| 시료(AsA) | | (　　) |

### (10) Discussion (고찰)

# 제3장

# 약전의약품 정량(HPLC)

실험1. 구연산나트륨 (Sodium Citrate)
실험2. 나프록센 정 (Naproxen Tablets)
실험3. 나프록센나트륨 정 (Naproxen Sodium Tablets)
실험4. 덱사메타손 (Dexamethasone)
실험5. 덱사메타손 정 (Dexamethasone Tablets)
실험6. 살리실산나트륨 (Sodium Salicylate)
실험7. 아세트아미노펜 유연물질( Acetaminophen Related Compounds)
실험8. 아세트아미노펜 정 (Acetaminophen Tablets)
실험9. 아스피린 정 (Aspirin Tablets)
실험10. 염산치아민 (Thiamine Hydrochloride)
실험11. 염산치아민 정 (Thiamine Hydrochloride Tablets)
실험12. 염산피리독신 정 (Pyridoxine Hydrochloride Tablets)
실험13. 질산치아민 (Thiamine Nitrate)
실험14. 초산토코페롤 (Tocopherol Acetate)

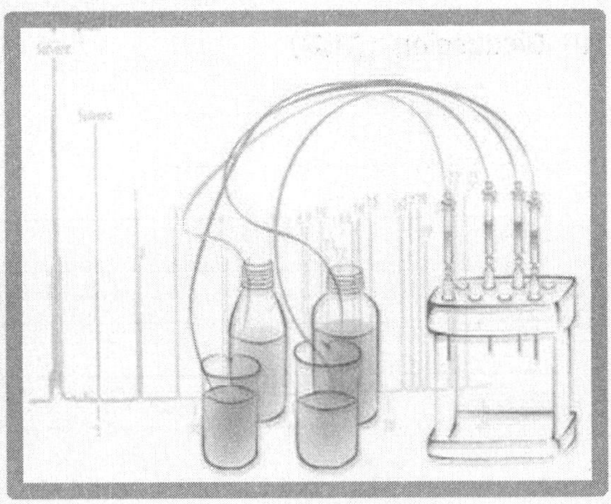

# 실험1 구연산나트륨 (Sodium Citrate)

Sodium Citrate (USP, BP, EP, IP, JP): $C_6H_5Na_3O_7 \cdot 2H_2O$ : 294.10
이 약을 건조한 것은 정량할 때 구연산나트륨 97.0 ~ 103.0 %를 함유한다.

## (1) General Discussion

의료용 혈액응고 저지제. 구연산나트륨이라고도 한다. 시트르산염이 혈액응고의 제IV인자인 칼슘이온과 결합하여 해리도가 낮은 시트르산칼슘이 되기 때문에 혈액응고저지작용을 나타낸다. 무색 결정 또는 흰색 결정성 분말로서, 냄새는 없고 청량한 짠맛이 난다. 10% 수용액은 수혈용으로, 3.8% 수용액은 적혈구침강속도 측정에 사용된다.
흰색의 결정체 혹은 분말로 냄새는 없고 흡습성을 가지며, 상온, 상압에서 안정하다. 분진 및 공기 혼합물은 발화하거나 폭발할 수도 있다. 또한 흡입 및 피부접촉, 눈에 단기간 노출되었을 경우 경미한 자극을 줄 수 있다.

유기산은 약산이고 가열하면 C, $CO_2$로 분해되는 일반적 성질과 $H_2O$에 잘 녹지 않고 유기용매에 녹으며, 저급산은 휘발성이라는 점 등의 여러 성질을 이용하면 유기산의 알칼리염, 알칼리 토류 금속염 등을 중화적정법에 의해서도 정량할 수 있으므로 구연산나트륨 또한 적정법으로도 정량이 가능하다.

유기산의 알칼리염을 가열·분해시켜 생성된 탄산염에 일정과량의 산 표준액을 넣어 반응시킨 다음 남아있는 산 표준액을 NaOH 표준액으로 역적정한다. 회화시킬 때 온도는 약 700℃로 하여야 한다. 너무 온도가 높으면 탄산염이 융해($Na_2CO_3$ 851℃, $K_2CO_3$ 891℃)되어 도가니를 침식하게 된다.

$$2C_6H_5Na_3O_7 + 9O_2 = 3Na_2CO_3 + 9CO_2 + 5H_2O$$
$$Na_2CO_3 + H_2SO_4 = Na_2SO_4 + H_2O + CO_2$$
$$2C_6H_5Na_3O_7 \equiv 3Na_2CO_3 \equiv 3H_2SO_4 \equiv 6NaOH$$
$$1M\text{-}H_2SO_4\ 3000\text{ml} \equiv 2\times258.10\text{g}\ C_6H_5Na_3O_7$$
$$0.25M\text{-}H_2SO_4\ 1\text{ml} \equiv 43.02\text{mg}\ C_6H_5Na_3O_7$$

적정법의 조작: 시료를 180℃에서 18시간 건조시켜 그 중에서 약 2g을 정밀히 달아 자제 도가니에 넣고, 처음에는 약하게 가열하고, 점점 온

도를 높여 2시간 가열하여 완전히 회화시킨다. 가열온도는 도가니가 암적색이 되는 정도로 한다. 식힌 후 탄화물을 유리막대로 분쇄하고 도가니와 함께 비커에 넣고, 물 50㎖ 및 0.25M-$H_2SO_4$ 50㎖를 정확히 넣고, 시계접시로 덮어 수욕 상에서 1시간 가열한 다음 여과한다. 비커, 도가니 및 여지상의 잔류물을 더운 물로 씻는다. 씻은 액이 청색 리트머스 시험지를 적색으로 변하지 않을 때까지 씻어 전체 씻은 액을 여액과 합한 다음 남아있는 $H_2SO_4$를 MR 시액 2방울을 넣고 0.5M-NaOH로 적정한다.

## (2) Apparatus (장치 및 기구)

A. 장치

HPLC(High Performance Liquid Chromatography) System, Vacuum Filtering System, Chemical Balance, pH Meter, Ultra Pure Water System, Ultra-sonicator, Dry Oven

B. 초자기구류

Volumetric Flask(1000㎖, 100㎖), Hole Pipet(10㎖), Membrane Filter(pore size 0.45㎛), Micro-Syringe(20㎕ 이상), Filler

## (3) Reagents (시약 및 시액)

A. 구연산나트륨 (Sodium Citrate Tribasic Dihydrate), $C_6H_5Na_3O_7 \cdot 2H_2O$
(≥99.0%, ACS Reagent, Sigma-Aldrich, cat. no. 54641-1KG)

B. 초산 (Acetic Acid), $CH_3COOH$
(≥99%, FW 60.05, Sigma-Aldrich) 혹은
(≥99.7%, ACS Reagent, Sigma-Aldrich)

C. 인산수소이암모늄 (Ammonium Phosphate dibasic), $(NH_4)_2HPO_4$
(Diammonium Hydrogen Phosphate, FW 132.06, 99.99+%, Sigma-Aldrich, Cat. No.379980-25G) 혹은
(≥98%, ACS Reagent, Sigma-Aldrich, cat. no. 215996-100G)

D. 트리에틸아민 (Triethylamine), $(C_2H_5)_3N$
(Puriss, p.a., for HPLC ≥99.5% (GC), Sigma-Aldrich, cat. no. 17924-1EA(10×2㎖))

E. 인산 (Phosphoric Acid), $H_3PO_4$
(≥85 wt. % in $H_2O$, ACS Reagent, Sigma-Aldrich, cat. no. 438081-500㎖)

F. 이동상 (Mobile Phase, Eluent)

인산수소이암모늄 2.64g 및 트리에칠아민 2㎖를 초순수 1000㎖ 에 녹이고 인산을 넣어 pH 2.5로 조정한다.

G. 내부표준액 (Internal Standard Solution)

초산 1㎖에 물을 넣어 총량을 100㎖로 한다.

## (4) Analytical Condition (분석조건)

A. 검출기 (Detector)

UV detector(214㎚)

B. 칼럼 (Column)

옥타데실실릴화한 실리카겔을 충전한 칼럼(I.D. 4㎜, L.15~30㎝)

C. 칼럼온도 (Column Temperature)

실온

D. 이동상 (Mobile Phase, Eluent)

인산수소이암모늄(2.64g)/트리에칠아민(2㎖) in aq. 1000㎖ (pH 2.5 $H_3PO_3$)

E. 내부표준액 (Internal Standard Solution)

초산용액(1→100)

F. 유속 (Flow Rate, ㎖/*min*)

구연산나트륨의 보유시간($T_R$)이 약 5분이 되도록 조정한다.

## (5) Procedure (실험순서)

A. Preparation Sample solution (검액제조)

①구연산나트륨(원료의약품)을 건조한다.
②약 0.1g을 정밀하게 달아 100㎖ V-flask에 투입한다.
③물을 넣어 녹인 다음 내부표준액 10㎖를 정확하게 넣는다.
④물을 넣어 정확하게 100㎖로 표선을 맞추고 검액으로 한다.

B. Preparation Standard solution (표준액제조)

①구연산나트륨 표준품을 건조한다.
②약 0.1g을 정밀하게 달아 100㎖ V-flask에 투입한다.
③물을 넣어 녹인 다음 내부표준액 10㎖를 정확하게 넣는다.
④물을 넣어 정확하게 100㎖로 표선을 맞추고 표준액으로 한다.

C. HPLC Injection (분석)

검액 및 표준액 20㎕를 가지고 분석조건으로 액체크로마토그래프법에 따라 시험하여 내부표준물질의 피크면적에 대한 구연산나트륨의 피크면적비 $Q_T$ 및 $Q_S$를 구한다.

## (6) Calculation (계산)

$$\text{구연산나트륨의 양}(mg) = \text{구연산나트륨표준품의 양}(mg) \times \frac{Q_T}{Q_S}$$

## (7) Precision and Accuracy

A. System Performance (시스템의 성능: 분리도 검토)

표준액 20㎕를 가지고 분석조건으로 조작할 때 내부표준물질, 구연산나트륨의 순서로 유출하고 그 분리도($R_s$)[참고1]가 2.0 이상인 칼럼을 쓴다.

## (8) Bibliography (관련문헌)


A. 'Handbook of fine Chemicals', Aldrich advancing Science, Aldrich

B. '대한약전 제9개정', 한국약학대학협의회 약전분과회 편저, 신일북스

C. '의약품분석을 위한 기기분석실무', 이준걸 편저, 오성미디어

D. '대한약전 수재 의약품의 분석', 이준걸 편저, 오성미디어


**참고10** 분리도계산

1). 피크가 대칭인 경우

$$R_s = \frac{T_{r^2} - T_{r^1}}{\frac{W_1 + W_2}{2}} = 2\left(\frac{T_{r^2} - T_{r^1}}{W_1 + W_2}\right)$$

2). 피크가 비대칭인 경우

$$R_s = 2\left(\frac{t_{R2} - t_{R1}}{1.70(W_{0.5h1} + W_{0.5h2})}\right),$$

$t_{R1}, t_{R2}$ : 두 물질의 유지시간.

단, $t_{R1} < t_{R2}$

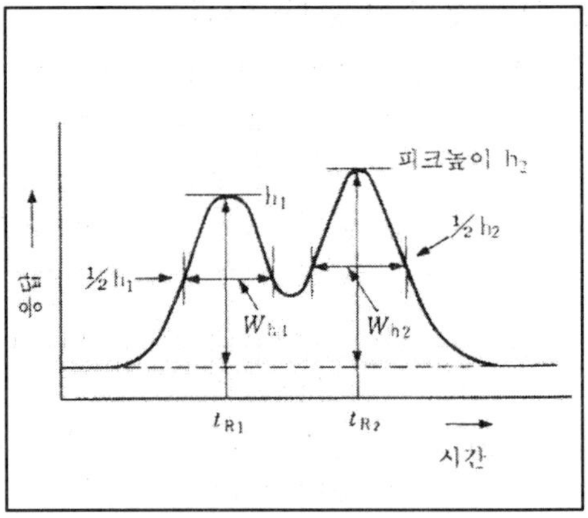

# 실험보고서(Report)

(1). 실험일시: 20 . . . 실험조: ____조, 성명________

(2). 실험제목: 구연산나트륨의 정량(HPLC법)

(3). 실험목적: ________________________________

________________________________

(4). 실험원리: ________________________________

________________________________

________________________________

________________________________

(5). 실험순서: (본문참고)

(6). 실험조건:

| Column | | Detector | |
|---|---|---|---|
| Flow(㎖/*min*) | | Column Temp. | |
| Eluent | | | |
| Int. st. sol'n | | | |

(7). 실험결과:

A. 검액의 Chromatogram 및 Peak Table (실험결과물 부착할 것)

B. 표준액의 Chromatogram 및 Peak Table (실험결과물 부착할 것)

### (8). 계산:

$$구연산나트륨의\ 양(mg) = 구연산나트륨표준품의\ 양\ (mg) \times \frac{Q_T}{Q_S}$$

∴ 구연산나트륨의 량(mg) =

### (9) Precision and Accuracy

A. System Performance (시스템의 성능: 분리도 검토)

$$R_s = \frac{T_{r^2} - T_{r^1}}{\frac{W_1 + W_2}{2}} = 2\left(\frac{T_{r^2} - T_{r^1}}{W_1 + W_2}\right)$$

### (10) Discussion (고찰)

## 실험2 나프록센 정 (Naproxen Tablets)

Naproxen (USP, BP, EP, JP): 2-Naphthaleneacetic acid, 6-methoxy-α-methyl-,(+)- (230.26)
이 약은 정량할 때 표시량의 90.0 ~ 110.0 %에 해당하는 나프록센을 함유한다.

### (1) General Discussion

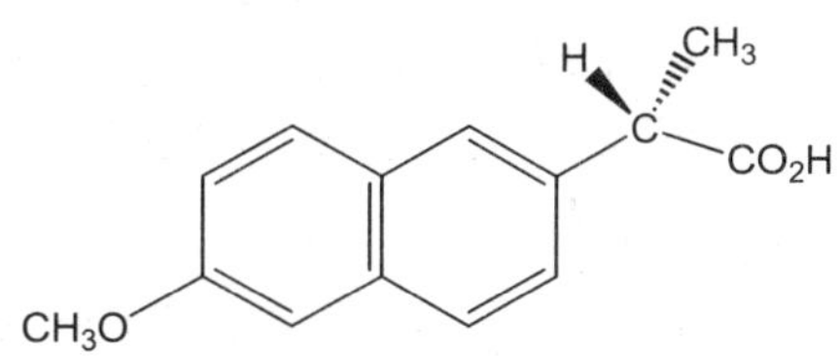


나프록센은 비스테로이드 산성 항 염증약으로 아스피린, 페닐부타존보다 강력하고 인도메타신과 같거나 이것보다 약한 진통, 항염증 작용을 갖는다. 또 해열작용도 확인된다. 작용기구는 시클로옥시게나제 저해에 기인하여 프로스타글란딘 생합성의 억제, 리소솜계의 조직 분해 효소 활성의 억제, 육아 조직 구성성분의 구조적 안정화가 생각되고 있다. 사람에게 경구투여 후 2 ~ 4시간에서 최고 혈중농도를 나타내고 반감기는 약 14시간이다. 정량법은 나프록센나트륨의 정량법을 따른다.

### (2) Apparatus (장치 및 기구)

A. 장치

HPLC(High Performance Liquid Chromatography) System, Vacuum Filtering System, Chemical Balance, Ultra Pure Water System, Ultra-sonicator

B. 초자기구류

Volumetric Flask(100mℓ), Hole Pipet(1mℓ, 2mℓ), Membrane Filter(pore size 0.45μm), Micro-Syringe(20μℓ 이상), Mortar, Filler

### (3) Reagents (시약 및 시액)

A. 나프록센 (Naproxen), $C_{14}H_{14}O_3$
(98%, FW 230.26, Aldrich cat. no. 284785-5G)

B. 부티로페논 (Butyrophenone, Phenyl propyl ketone), $C_{10}H_{12}O$
(≥99%, FW 148.20, Aldrich cat. no. 124338-100G) 혹은
(≥99%, FW 148.21, SAFC)

C. 아세토니트릴 (ACN, Acetonitrile, Methyl Cyanide), $CH_3CN$
(CHROMASOLV®gradient grade ≥99.9%, Aldrich cat. no. 34851-4L)

D. 빙초산 (Glacial Acetic Acid), Glacial $CH_3COOH$
(≥99.7%, ACS Reagent, Sigma-Aldrich, Cat. No.320099-500㎖)

E. 내부표준액 (Internal Standard Solution)
부티로페논 1㎖(혹은 1g)에 아세토니트릴(ACN)을 넣어 총량을 2000㎖로 한다. (적당량 제조한다.)

F. 혼합시액
아세토니트릴/물 혼합액(90/10)
아세토니트릴 90㎖ 와 물 10㎖를 섞어서 만든다. (V/V 비율로 따로 계량하여 섞어서 적당량 제조한다.)

G. 이동상용액(Mobile Phase, Eluent)
아세토니트릴 50㎖와 초순수 49㎖, 빙초산 1㎖를 각각 계량하여 혼합한다. (여러 용액의 혼합 시에는 발열 및 기타 반응에 의하여 용량의 변화가 있을 수 있으므로 각각 계량하여 혼합한다. 적당량 제조한다.)

## (4) Analytical Condition (**분석조건**)

A. 검출기 (Detector)
UV detector(254㎚)

B. 칼럼 (Column)
옥타데실실릴화한 실리카겔을 충전한 칼럼(I.D. 4.6㎜, L.15㎝)

C. 칼럼온도 (Column Temperature)
실온

D. 이동상 (Mobile Phase, Eluent)
아세토니트릴/물/빙초산 = 50/49/1(V/V)

E. 유속 (Flow Rate, ㎖/*min*)
1.2㎖/*min*

F. 내부표준액 (Internal Standard Solution)
부티로페논의 아세토니트릴용액(1→2000)

## (5) Procedure (실험순서)

A. Preparation Sample solution (검액제조)

①낙센정(종근당) 20정 이상을 가지고 그 질량을 정밀하게 단다.
②1정의 평균무게를 정확하게 기록한다.
③낙센정(종근당) 20정 이상을 막자사발로 갈아 가루로 한다.
④나프록센 0.25g 에 해당하는 질량을 칭량한다.(나프록센 함량 참조)
⑤100㎖ V-flask에 투입한다.
⑥물 10㎖를 넣고 흔들어 완전히 분산시킨다.
⑦아세토니트릴을 넣어 표선까지 채워 섞는다.
⑧방치하여 침전물을 가라앉힌다.
⑨상징액 1㎖를 정확하게 취하여 100㎖ V-flask에 투입한다.
⑩내부표준액 2.0㎖를 넣고 이동상으로 표선을 맞추고 검액으로 한다.

B. Preparation Standard solution (표준액제조)

①나프록센표준품을 준비한다.(Sigma Aldrich, HPLC grade)
②표준품 250㎎을 정밀하게 달아 100㎖ V-flask에 투입한다.
③아세토니트릴/물 혼합액(90/10)을 넣어 표선을 정확하게 맞춘다.
④위의 용액 1㎖를 정확하게 취하여 100㎖ V-flask에 투입한다.
⑤내부표준액 2㎖를 넣고 이동상으로 표선을 맞추고 표준액으로 한다.
*표준품은 고가이므로 실험이 필요한 적당량만 제조한다.*

C. HPLC Injection (분석)

검액 및 표준액 20㎕를 가지고 분석조건으로 액체크로마토그래프법에 따라 시험하여 내부표준물질의 피크면적에 대한 나프록센의 피크면적비 $Q_T$ 및 $Q_S$를 구한다.

## (6) Calculation

$$\text{나프록센의 양 (mg)} = 10 \times C \times \frac{Q_T}{Q_S}$$ , C: 표준액의 농도(㎍/㎖)

## (7) Precision and Accuracy

A. System Performance (시스템의 성능: 분리도 검토)

표준액 20㎕를 가지고 위의 분석조건으로 조작할 때 나프록센, 내부표준물질의 순서로 유출하고 그 분리도가 11.5 이상이다.[참고2]

B. Reproducibility (시스템의 재현성)

표준액 20㎕를 가지고 분석조건으로 6 회 반복하여 주입할 때 피크면적비의 상대표준편차(%RSD)는 1.5% 이하이다.(참고3)

## (8) Bibliography (관련문헌)

A. 'Handbook of fine Chemicals', Aldrich advancing Science, Aldrich

B. '대한약전 제9개정', 한국약학대학협의회 약전분과회 편저, 신일북스

C. '의약품분석을 위한 기기분석실무', 이준걸 편저, 오성미디어

D. '대한약전 수재 의약품의 분석', 이준걸 편저, 오성미디어

### 참고11 분리도 계산의 예

다음은 나프록센정 중의 나프록센을 다음의 조건으로 HPLC로 분석한 결과이다. 분리도(Rs)를 구하면 다음과 같다.

| Column | μ-Bondapak C18 | Detector | UV detector(254㎚) |
|---|---|---|---|
| Flow(㎖/*min*) | 1.2 ㎖/*min* | Column Temp. | 실온 |
| Eluent | 아세토니트릴/물/빙초산 = 50/49/1(V/V) | | |
| Int. st. solution | 부티로페논의 아세토니트릴용액(1→2000) | | |

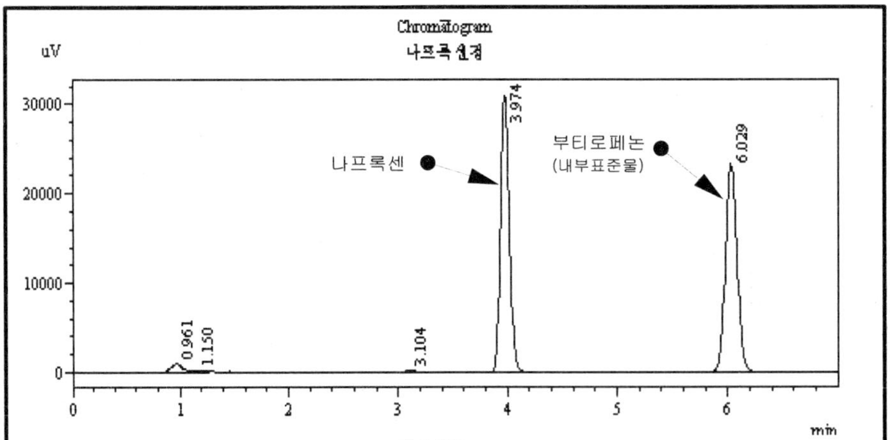


Peak Table

Detector A Ch1 254nm

| Peak# | Ret. Time | Area | Height | USP Width | Width at 50% Height |
|---|---|---|---|---|---|
| 1 | 0.961 | 7759 | 979 | 0.221 | 0.123 |
| 2 | 1.150 | 1238 | 178 | 0.703 | 0.000 |
| 3 | 3.104 | 1282 | 256 | 0.141 | 0.074 |
| 4 | 3.974 | 174033 | 30927 | 0.161 | 0.087 |
| 5 | 6.029 | 171294 | 23360 | 0.205 | 0.114 |
| Total | | 355606 | 55700 | | |

1). 피크가 대칭이므로 아래의 식을 이용한다.

$$R_s = \frac{T_{r^2} - T_{r^1}}{\frac{W_1 + W_2}{2}} = 2\left(\frac{T_{r^2} - T_{r^1}}{W_1 + W_2}\right)$$

$$R_s = \frac{6.029 - 3.974}{\frac{0.161 + 0.205}{2}} = 2\left(\frac{6.029 - 3.974}{0.161 + 0.205}\right) = 11.22$$

2). 피크가 비대칭인 경우에 사용되는 식을 이용해서 풀어보면,

$$R_s = 2\left(\frac{t_{R2} - t_{R1}}{1.70(W_{0.5h1} + W_{0.5h2})}\right),\quad t_{R1},\ t_{R2}: \text{두 물질의 유지시간. 단, } t_{R1} < t_{R2}$$

$$R_s = 2\left(\frac{t_{R2} - t_{R1}}{1.70(W_{0.5h1} + W_{0.5h2})}\right) = 2\left(\frac{6.029 - 3.974}{1.70(0.087 + 0.114)}\right) = 12.028$$

## 참고12 상대표준편차(%RSD) 계산 예

다음은 동일한 분석조건으로 HPLC에 의해 6회 반복, 분석하여 나프록센정 중의 나프록센의 피크의 면적을 나타낸 결과이다.
피크면적비($A_X/A_S$)의 상대표준편차(%RSD)를 구해보면 다음과 같다.

| | 1회 | 2회 | 3회 | 4회 | 5회 | 6회 |
|---|---|---|---|---|---|---|
| 나프록센 피크면적($A_X$) | 432160 | 431188 | 432248 | 432549 | 432913 | 432471 |
| 부티로페논 피크면적($A_S$) | 531270 | 531592 | 531787 | 531921 | 531696 | 532128 |
| 피크면적비($A_X/A_S$) | 0.8134 | 0.8111 | 0.8128 | 0.8132 | 0.8142 | 0.8127 |

$$\bar{x} = \frac{0.8134 + 0.8111 + 0.8128 + 0.8132 + 0.8142 + 0.8127}{6} = 0.8129$$

| sample | $x_i$ | $x_i - \bar{x}$ | $(x_i - \bar{x})^2$ |
|---|---|---|---|
| 1 | 0.8134 | -0.0005 | 0.00000025 |
| 2 | 0.8111 | 0.0018 | 0.00000324 |
| 3 | 0.8128 | 0.0001 | 0.00000001 |
| 4 | 0.8132 | -0.0003 | 0.00000009 |
| 5 | 0.8142 | -0.0013 | 0.00000169 |
| 6 | 0.8127 | 0.0002 | 0.00000004 |
| $\sum$ | | | 0.00000532 |

측정값이 유한개(6개) 이므로 표준편차(σ)는 다음과 같이 구할 수 있다.

$$\sigma = \sqrt{\frac{\sum_{i=1}^{N}(x_i - \bar{x})^2}{N-1}} = \sqrt{\frac{0.00000532}{6-1}} = 0.0010$$

상대표준편차(%RSD)는 표준편차를 평균값에 대한 백분율(%)로 나타낸 것이므로 %RSD = ( σ / $\bar{x}$ ) ×100 이다.

∴ %RSD = ( 0.0010 / 0.8129 ) × 100 = 0.123%

# 실험보고서(Report)

**(1). 실험일시:** 20 . . . **실험조:** ____조, **성명**__________

**(2). 실험제목:** **나프록센정의 정량(HPLC법)**

**(3). 실험목적:** ______________________________

______________________________

**(4). 실험원리:** ______________________________

______________________________

______________________________

______________________________

**(5). 실험순서: (본문참고)**

**(6). 실험조건:**

| Column | | Detector | |
|---|---|---|---|
| Flow(㎖/*min*) | | Column Temp. | |
| Eluent | | | |
| Int. st. sol'n | | | |

**(7). 실험결과:**

A. 검액의 Chromatogram 및 Peak Table (실험결과물 부착할 것)

B. 표준액의 Chromatogram 및 Peak Table (실험결과물 부착할 것)

**(8). 계산:**

$$\text{나프록센의 양 (mg)} = 10 \times C \times \frac{Q_T}{Q_S}$$

∴ 나프록센의 량(mg) =

**(9) Precision and Accuracy**

A. System Performance (시스템의 성능: 분리도 검토)

1). 피크가 대칭인 경우

$$R_s = \frac{T_{r^2} - T_{r^1}}{\frac{W_1 + W_2}{2}} = 2\left(\frac{T_{r^2} - T_{r^1}}{W_1 + W_2}\right)$$

2). 피크가 비대칭인 경우

$$R_s = 2\left(\frac{t_{R2} - t_{R1}}{1.70(W_{0.5h1} + W_{0.5h2})}\right),$$ $t_{R1}, t_{R2}$ : 두 물질의 유지시간. 단, $t_{R1} < t_{R2}$

B. Reproducibility (시스템의 재현성)

표준액 20㎕를 가지고 동일한 분석조건으로 6 회 반복하여 주입할 때 피크면적비의 상대표준편차(%RSD)는 1.5% 이하인가를 확인한다.

피크면적비($A_X/A_S$)의 상대표준편차(%RSD)를 구해보자.

| | 1회 | 2회 | 3회 | 4회 | 5회 | 6회 |
|---|---|---|---|---|---|---|
| 나프록센 피크면적($A_X$) | | | | | | |
| 부티로페논 피크면적($A_S$) | | | | | | |
| 피크면적비($A_X/A_S$): $x_i$ | | | | | | |

$$\overline{x} = \frac{(\quad)+(\quad)+(\quad)+(\quad)+(\quad)+(\quad)}{6} =$$

| sample | $x_i$ | $x_i - \overline{x}$ | $(x_i - \overline{x})^2$ |
|---|---|---|---|
| 1 | | | |
| 2 | | | |
| 3 | | | |
| 4 | | | |
| 5 | | | |
| 6 | | | |
| $\sum$ | | | |

측정값이 유한개(6개) 이므로 표준편차(σ)는 다음과 같이 구할 수 있다.

$$\sigma = \sqrt{\frac{\sum_{i=1}^{N}(x_i - \overline{x})^2}{N-1}} = \sqrt{\frac{(\qquad)}{6-1}} =$$

% RSD = ( σ / $\overline{x}$ ) ×100 이므로,

$$\therefore \%RSD = \frac{\sigma}{\overline{x}} \times 100 = \qquad \%$$

## (10) Discussion (고찰)

______________________________________________

______________________________________________

# 실험3 나프록센나트륨 정

# (Naproxen Sodium Tablets)

Naproxen Sodium (USP): $C_{14}H_{13}NaO_3$ : 252.25
이 약을 건조한 것은 정량할 때 나프록센나트륨 98.0 ~ 102.0 %를 함유한다.

## (1) General Discussion

이 약은 흰색~유백색의 결정성 가루이며, 비스테로이드성 소염진통제, 해열진통약, 소염약[나프칠프로피온산계]으로 사용된다.

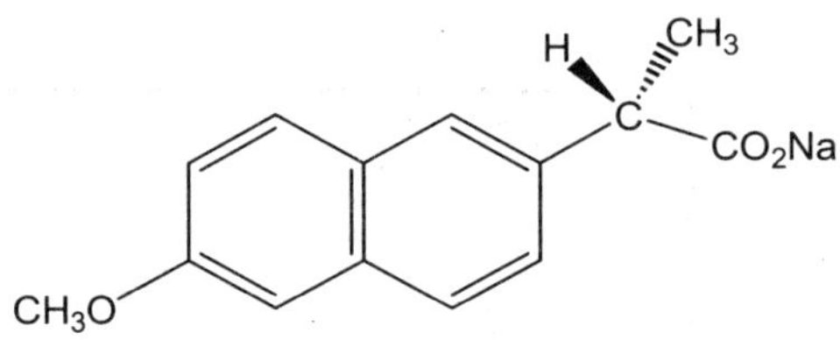


## (2) Apparatus (장치 및 기구)

A. 장치

HPLC(High Performance Liquid Chromatography) System, Vacuum Filtering System, Chemical Balance, Ultra Pure Water System, Ultra-sonicator

B. 초자기구류

Volumetric Flask(100㎖), Hole Pipet(1㎖, 2㎖), Membrane Filter(pore size 0.45㎛), Micro-Syringe(20㎕ 이상), Mortar, Filler

## (3) Reagents (시약 및 시액)

A. 나프록센나트륨 (Naproxen Sodium), $C_{14}H_{13}NaO_3$
(FW 252.2, Sigma Aldrich, HPLC grade)

B. 부티로페논 (Butyrophenone, Phenyl propyl ketone), $C_{10}H_{12}O$
(≥99%, FW 148.20, Aldrich cat. no. 124338-100G) 혹은
(≥99%, FW 148.21, SAFC)

C. 아세토니트릴 (ACN, Acetonitrile, Methyl Cyanide), $CH_3CN$

(CHROMASOLV®gradient grade ≥99.9%, Aldrich cat. no. 34851-4L)

D. 빙초산 (Glacial Acetic Acid), Glacial $CH_3COOH$
(≥99.7%, ACS Reagent, Sigma-Aldrich, Cat. No.320099-500㎖)

E. 내부표준액 (Internal Standard Solution)
부티로페논 1㎖(혹은 1g)에 아세토니트릴(ACN)을 넣어 총량을 2000㎖로 한다. (적당량 제조한다.)

F. 혼합시액
아세토니트릴/물 혼합액(90/10)
아세토니트릴 90㎖ 와 물 10㎖를 섞어서 만든다. (V/V 비율로 따로 계량하여 섞어서 적당량 제조한다.)

G. 이동상용액 (Mobile Phase, Eluent)
아세토니트릴 50㎖와 초순수 49㎖, 빙초산 1㎖를 각각 계량하여 혼합한다. (여러 용액의 혼합 시에는 발열 및 기타 반응에 의하여 용량의 변화가 있을 수 있으므로 각각 계량하여 혼합한다. 적당량 제조한다.)

## (4) Analytical Condition (**분석조건**)

A. 검출기 (Detector)
UV detector(254㎚)

B. 칼럼 (Column)
옥타데실실릴화한 실리카겔을 충전한 칼럼(I.D. 4.6㎜, L.15㎝)

C. 칼럼온도 (Column Temperature)
실온

D. 이동상 (Mobile Phase, Eluent)
아세토니트릴/물/빙초산 = 50/49/1(V/V)

E. 유속 (Flow Rate, ㎖/*min*)
1.2㎖/*min*

F. 내부표준액 (Internal Standard Solution)
부티로페논의 아세토니트릴용액(1→2000)

## **(5) Procedure (실험순서)**

A. Preparation Sample solution (검액제조)
①폭센정(명인제약) 20정 이상을 가지고 그 질량을 정밀하게 단다.

②1정의 평균무게를 정확하게 기록한다.
③폭센정(명인제약) 20정 이상을 막자사발로 갈아 가루로 한다.
④나프록센나트륨 0.275g 에 해당하는 질량을 칭량한다.
⑤100㎖ V-flask에 투입한다.
⑥물 10㎖를 넣고 흔들어 완전히 분산시킨다.
⑦아세토니트릴을 넣어 표선까지 채워 섞는다.
⑧방치하여 침전물을 가라앉힌다.
⑨상징액 1㎖를 정확하게 취하여 100㎖ V-flask에 투입한다.
⑩내부표준액 2.0㎖를 넣고 이동상으로 표선을 맞추고 검액으로 한다.

B. Preparation Standard solution (표준액제조)
①나프록센나트륨표준품을 준비한다.(Sigma Aldrich, HPLC grade)
②표준품 275㎎을 정밀하게 달아 100㎖ V-flask에 투입한다.
③아세토니트릴/물 혼합액(90/10)을 넣어 표선을 정확하게 맞춘다.
④위의 용액 1㎖를 정확하게 취하여 100㎖ V-flask에 투입한다.
⑤내부표준액 2㎖를 넣고 이동상으로 표선을 맞추고 표준액으로 한다.
*표준품은 고가이므로 실험이 필요한 적당량만 제조한다.*

C. HPLC Injection (분석)
검액 및 표준액 20㎕를 가지고 분석조건으로 액체크로마토그래프법에 따라 시험하여 내부표준물질의 피크면적에 대한 나프록센나트륨의 피크면적비 $Q_T$ 및 $Q_S$를 구한다.

## (6) Calculation

$$\text{나프록센나트륨의 양 (mg)} = 10 \times C \times \frac{Q_T}{Q_S}$$, C: 표준액의 농도(㎍/㎖)

## (7) Precision and Accuracy

A. System Performance (시스템의 성능: 분리도 검토)
표준액 20㎕를 가지고 분석조건으로 조작할 때 나프록센나트륨, 내부표준물질의 순서로 유출하고 그 분리도가 11.5 이상이다.

B. Reproducibility (시스템의 재현성)
표준액 20㎕를 가지고 분석조건으로 6 회 반복하여 주입할 때 피크면적비의 상대표준편차(%RSD)는 1.5% 이하이다.

## (8) Bibliography (관련문헌)

A. 'Handbook of fine Chemicals', Aldrich advancing Science, Aldrich

B. '대한약전 제9개정', 한국약학대학협의회 약전분과회 편저, 신일북스

C. '의약품분석을 위한 기기분석실무', 이준걸 편저, 오성미디어

D. '대한약전 수재 의약품의 분석', 이준걸 편저, 오성미디어

# 실험보고서(Report)

(1). 실험일시: 20 . . . 실험조: ______조, 성명__________

(2). 실험제목: 나프록센나트륨정의 정량(HPLC법)

(3). 실험목적: ______________________________

______________________________

(4). 실험원리: ______________________________

______________________________

______________________________

______________________________

(5). 실험순서: (본문참고)

(6). 실험조건:

| Column | | Detector | |
|---|---|---|---|
| Flow(㎖/*min*) | | Column Temp. | |
| Eluent | | | |
| Int. st. sol'n | | | |

(7). 실험결과:

A. 검액의 Chromatogram 및 Peak Table (실험결과물 부착할 것)

B. 표준액의 Chromatogram 및 Peak Table (실험결과물 부착할 것)

**(8). 계산:**

$$\text{나프록센나트륨의 양 (mg)} = 10 \times C \times \frac{Q_T}{Q_S}$$

∴ 나프록센나트륨의 량(mg) =

**(9) Precision and Accuracy**

A. System Performance (시스템의 성능: 분리도 검토)

1). 피크가 대칭인 경우

$$R_s = \frac{T_{r^2} - T_{r^1}}{\frac{W_1 + W_2}{2}} = 2\left(\frac{T_{r^2} - T_{r^1}}{W_1 + W_2}\right)$$

2). 피크가 비대칭인 경우

$$R_s = 2\left(\frac{t_{R2} - t_{R1}}{1.70(W_{0.5h1} + W_{0.5h2})}\right),$$ $t_{R1}, t_{R2}$ : 두 물질의 유지시간. 단, $t_{R1} < t_{R2}$

B. Reproducibility (시스템의 재현성)

표준액 20$\mu\ell$를 가지고 6 회 반복하여 주입할 때 피크면적비의 상대표준편차(%RSD)는 1.5% 이하인가를 확인한다.

피크면적비($A_X/A_S$)의 상대표준편차(%RSD)를 구해보자.

| | 1회 | 2회 | 3회 | 4회 | 5회 | 6회 |
|---|---|---|---|---|---|---|
| 나프록센나트륨 피크면적($A_X$) | | | | | | |
| 부티로페논 피크면적($A_S$) | | | | | | |
| 피크면적비($A_X/A_S$): $x_i$ | | | | | | |

$$\bar{x} = \frac{(\quad)+(\quad)+(\quad)+(\quad)+(\quad)+(\quad)}{6} =$$

| sample | $x_i$ | $x_i - \bar{x}$ | $(x_i - \bar{x})^2$ |
|---|---|---|---|
| 1 | | | |
| 2 | | | |
| 3 | | | |
| 4 | | | |
| 5 | | | |
| 6 | | | |
| $\sum$ | | | |

측정값이 유한개(6개) 이므로 표준편차(σ)는 다음과 같이 구할 수 있다.

$$\sigma = \sqrt{\frac{\sum_{i=1}^{N}(x_i - \bar{x})^2}{N-1}} = \sqrt{\frac{(\qquad)}{6-1}} =$$

% RSD = ( σ / $\bar{x}$ ) ×100 이므로,

$$\therefore \ \% RSD = \frac{\sigma}{\bar{x}} \times 100 = \qquad \%$$

## (10) Discussion (고찰)

# 실험4 덱사메타손 (Dexamethasone)

Dexamethasone (INN, USP, BP, EP, IP, JP)
Dexamethason (DAB) $C_{22}H_{29}FO_5$ : 392.46
이 약을 건조한 것은 정량할 때 덱사메타손 97.0~102.0 %를 함유한다.

## (1) General Discussion

Dexamethasone은 prednisolone의 C-9 위에 α-불소와 C-16 위에 α-methylrl가 도입된 화합물로 불소원자의 존재로서 항염증작용이 현저하게 증강된다. 이 약은 hydrocortisone, cortisone에 비하여 염류대사에 작용을 미치는 효과가 적으므로 부신피질기능부전의 급성기증상의 개선에는 무효하다. 또 phenobarbital의 병용은 이 약의 대사를 촉진하는 효과를 일으킨다. 이 약과 salicylates를 병용하면 소화관점막에 궤양을 일으키기 쉽다. 이 약은 흰색~엷은 황색의 결정 또는 결정성 가루로 냄새는 없다.

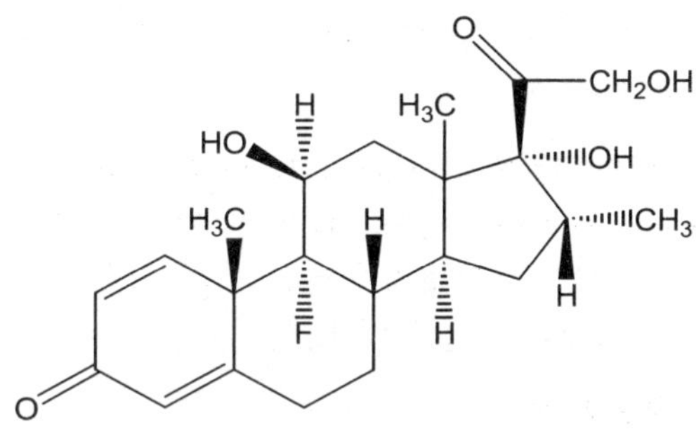


## (2) Apparatus (장치 및 기구)

A. 장치

HPLC(High Performance Liquid Chromatography) System, Vacuum Filtering System, Chemical Balance, Ultra Pure Water System, Ultra-sonicator, Dry Oven

B. 초자기구류

Volumetric Flask(100㎖), Hole Pipet(5㎖), Membrane Filter(pore size 0.45㎛), Micro-Syringe(20㎕ 이상), Filler

## (3) Reagents (시약 및 시액)

A. 덱사메타손 (Dexamethasone), $C_{22}H_{29}FO_5$
(98%, FW 392.46, Aldrich cat. no. 861871-100MG)

B. 파라옥시안식향산프로필 (프로필파라벤, propyl 4-hydroxybenzoate)
$C_{10}H_{12}O_3$, $HOC_6H_4COOCH_2CH_2CH_3$
(≥99%, FW 180.20, Aldrich cat. no. P53357-500G)

C. 파라옥시안식향산메칠 (메칠파라벤, 4-(Hydroxymethyl)Benzoic Acid)
$C_8H_8O_3$, $HOC_6H_4COOCH_3$
(99%, FW 152.15, Aldrich cat. no. 382639-1G)

D. 파라옥시안식향산에칠 (에칠파라벤, Ethyl 4-hydroxybenzoate)
$C_9H_{10}O_3$, $HOC_6H_4COOC_2H_5$
(99%, FW 166.17, Aldrich cat. no. 111988-500G)

E. 아세토니트릴 (ACN, Acetonitrile, Methyl Cyanide), $CH_3CN$
(CHROMASOLV®gradient grade ≥99.9%, Aldrich cat. no. 34851-4L)

F. 메탄올 (MeOH, Methanol), $CH_3OH$
(≥99.9%, CHROMASOLV®, HPLC gradient grade, Aldrich cat. no. 34885-4L-R)

G. 내부표준액 (Internal Standard Solution)
파라옥시안식향산프로필의 물·메탄올혼합액(1:1)용액 (1→1000)
파라옥시안식향산프로필 1g을 물·메탄올혼합액(1:1)에 녹여 전체량을 1000㎖로 한다. (적당량 제조한다.)

H. 혼합시액
물/메탄올 혼합액(1:1)

## (4) Analytical Condition (분석조건)

A. 검출기 (Detector)
UV detector(254㎚)

B. 칼럼 (Column)
옥타데실실릴화한 실리카겔을 충전한 칼럼(I.D. 4㎜, L.30㎝)

C. 칼럼온도 (Column Temperature)
25℃

D. 이동상 (Mobile Phase, Eluent)
물/아세토니트릴 = 2/1(V/V)

E. 유속 (Flow Rate, ㎖/*min*)
덱사메타손의 유지시간이 약 6분이 되도록 조정한다.

F. 내부표준액 (Internal Standard Solution)
파라옥시안식향산프로필의 물·메탄올혼합액(1:1)용액 (1→1000)

## (5) Procedure (실험순서)

A. Preparation Sample solution (검액제조)

①덱사메타손(원료의약품)을 건조한다.(건조감량 항에 따라 건조)
②약 10㎎을 정밀하게 칭량한다. (무게를 정확하게 기록)
③100㎖ V-flask에 투입한다.
④물·메탄올혼합액(1:1) 70㎖를 넣어 녹인다.
⑤내부표준액을 5㎖ 정확하게 넣는다.
⑥물·메탄올혼합액(1:1)을 넣어 정확하게 표선을 맞추고 검액으로 한다.

B. Preparation Standard solution (표준액제조)

①덱사메타손표준품을 건조한다.(건조감량 항에 따라 건조)
②약 10㎎을 정밀하게 칭량한다. (무게를 정확하게 기록)
③100㎖ V-flask에 투입한다.
④물·메탄올혼합액(1:1) 70㎖를 넣어 녹인다.
⑤내부표준액을 5㎖ 정확하게 넣는다.
⑥물·메탄올혼합액(1:1)을 넣어 정확하게 표선을 맞추고 검액으로 한다.
*표준품은 고가이므로 실험이 필요한 적당량만 제조한다.*

C. HPLC Injection (분석)

검액 및 표준액 10㎕를 가지고 분석조건으로 액체크로마토그래프법에 따라 시험하여 내부표준물질의 피크면적에 대한 덱사메타손의 피크면적비 $Q_T$ 및 $Q_S$를 구한다.

## (6) Calculation

$$\text{덱사메타손의 양 (mg)} = \text{덱사메타손표준품의 양(mg)} \times \frac{Q_T}{Q_S},$$

## (7) Precision and Accuracy

A. System Performance (시스템의 성능: 분리도 검토)

파라옥시안식향산메칠 2mg 및 파라옥시안식향산에칠 4mg을 물·메탄올혼합액(1:1) 100mℓ에 녹인다. 이 액 10μℓ를 가지고 위의 분석조건으로 조작할 때 파라옥시안식향산메칠, 파라옥시안식향산에칠의 순서로 유출하고 그 분리도가 5 이상인 칼럼을 사용한다.

## (8) Bibliography (관련문헌)


A. 'Handbook of fine Chemicals', Aldrich advancing Science, Aldrich

B. '대한약전 제9개정', 한국약학대학협의회 약전분과회 편저, 신일북스

C. '의약품분석을 위한 기기분석실무', 이준걸 편저, 오성미디어

D. '대한약전 수재 의약품의 분석', 이준걸 편저, 오성미디어

# 실험보고서(Report)

(1). 실험일시: 20 . . . 실험조: _____조, 성명__________

(2). 실험제목: 덱사메타손의 정량(HPLC법)

(3). 실험목적: ______________________________

______________________________

(4). 실험원리: ______________________________

______________________________

______________________________

______________________________

(5). 실험순서: (본문참고)

(6). 실험조건:

| Column | | Detector | |
|---|---|---|---|
| Flow(㎖/*min*) | | Column Temp. | |
| Eluent | | | |
| Int. st. sol'n | | | |

(7). 실험결과:

A. 검액의 Chromatogram 및 Peak Table (실험결과물 부착할 것)

B. 표준액의 Chromatogram 및 Peak Table (실험결과물 부착할 것)

## (8). 계산:

$$\text{덱사메타손의 양 (mg)} = \text{덱사메타손표준품의 양(mg)} \times \frac{Q_T}{Q_S}$$

∴ 덱사메타손의 량(mg) =

## (9) Precision and Accuracy

A. System Performance (시스템의 성능: 분리도 검토)

1). 피크가 대칭인 경우

2). 피크가 비대칭인 경우

## (10) Discussion (고찰)

# 실험5 덱사메타손 정 (Dexamethasone Tablets)

Dexamethasone Tablets (INN, USP)
이 약은 정량할 때 표시량의 90.0~110.0 %에 해당하는 덱사메타손을 함유한다.

## (1) General Discussion

부신피질 호르몬으로서 항염작용(식세포의 작용과 백혈구 이동을 억제하여 리소좀 막을 안정화시킨다), 면역억제작용(세포성 면역반응을 차단하거나 억제한다), 대사작용(단백질을 아미노산으로 분해하여 당원신생 반응이 일어나며 조직말단의 포도당 이용 등이 저하됨에 따라 혈당치가 증가되고 간에의 글리코겐 저장이 증가된다. 지방 분해 작용도 있으며 과도한 투여 시에는 체내에서 비정상적인 지방 재분포 상태가 초래된다)을 나타낸다.

Glucocorticoid에 속하는 호르몬으로 당질 대사작용을 가지며 항염증, 항류마티스, 항알레르기 작용이 강하다. 특히 항염증 효과에는 cortisone, prednisolone에 비해 강력하여 소량으로도 충분한 임상 효과를 나타낸다.

## (2) Apparatus (장치 및 기구)

A. 장치

HPLC(High Performance Liquid Chromatography) System, Vacuum Filtering System, Chemical Balance, Ultra Pure Water System, Ultra-sonicator

B. 초자기구류

Volumetric Flask(50㎖, 100㎖), Hole Pipet(5㎖), Membrane Filter(pore size 0.45㎛), Micro-Syringe(20㎕ 이상), mortar, Filler

## (3) Reagents (시약 및 시액)

A. 덱사메타손 (Dexamethasone), $C_{22}H_{29}FO_5$
(98%, FW 392.46, Aldrich cat. no. 861871-100MG)

B. 아세토니트릴 (ACN, Acetonitrile, Methyl Cyanide), $CH_3CN$

(CHROMASOLV®gradient grade ≥99.9%, Aldrich cat. no. 34851-4L)

C. 메탄올 (MeOH, Methanol), $CH_3OH$
(≥99.9%, CHROMASOLV®, HPLC gradient grade, Aldrich cat. no. 34885-4L-R)

D. 희석시킨 메탄올 (1→2)
메탄올과 물을 1:1 용량으로 섞어서 제조한다.

## (4) Analytical Condition (분석조건)

A. 검출기 (Detector)
UV detector(254㎚)

B. 칼럼 (Column)
옥타데실실릴화한 실리카겔을 충전한 칼럼(I.D. 4.6㎜, L.30㎝)

C. 칼럼온도 (Column Temperature)
실온

D. 이동상 (Mobile Phase, Eluent)
물/아세토니트릴 = 3/1(V/V)

E. 유속 (Flow Rate, ㎖/*min*)
덱사메타손의 유지시간이 3~6분이 되도록 조정한다.

## (5) Procedure (실험순서)

A. Preparation Sample solution (검액제조)
①덱사메타손정(신일제약) 20정 이상을 가지고 질량을 정밀하게 단다.
②1정의 평균무게를 정확하게 기록한다.
③덱사메타손정(신일제약) 20정 이상을 막자사발로 갈아 가루로 한다.
④덱사메타손 약 5㎎에 해당하는 질량을 칭량한다.
⑤50㎖ V-flask에 투입한다.
⑥희석시킨 메탄올(1→2) 30㎖를 넣고 30분간 흔들어 섞는다.
⑦희석시킨 메탄올(1→2)을 넣어 표선까지 채워 섞는다.
⑧이 액을 여과하여 검액으로 한다.

B. Preparation Standard solution (표준액제조)
①덱사메타손표준품을 준비한다.
②표준품 100㎎을 정밀하게 달아 100㎖ V-flask에 투입한다.
③희석시킨 메탄올(1→2)을 적당량 넣어 잘 흔들어 섞어서 녹인다.

④희석시킨 메탄올(1→2)을 넣어 표선을 맞추고 표준원액으로 한다.
⑤표준원액 10㎖를 정확히 취하여 100㎖ V-flask에 넣는다.
⑥희석시킨 메탄올(1→2)을 넣어 표선을 맞추고 표준액으로 한다.
*표준품은 고가이므로 실험이 필요한 적당량만 제조한다.*

C. HPLC Injection (분석)
검액 및 표준액 10㎕를 가지고 분석조건으로 액체크로마토그래프법에 따라 시험하여 검액 및 표준액의 덱사메타손의 피크높이 $H_T$ 및 $H_S$를 측정한다.

## (6) Calculation

$$\text{덱사메타손의 양 (mg)} = 50 \times C \times \frac{H_T}{H_S}, \quad \text{C: 표준액의 농도(mg/mℓ)}$$

## (7) Precision and Accuracy

A. Reproducibility (시스템의 재현성)
표준액 10㎕를 가지고 위의 분석조건으로 6회 반복하여 주입할 때 상대표준편차는 3.0% 이하이다.

## (8) Bibliography (관련문헌)

A. 'Handbook of fine Chemicals', Aldrich advancing Science, Aldrich
B. '대한약전 제9개정', 한국약학대학협의회 약전분과회 편저, 신일북스
C. '의약품분석을 위한 기기분석실무', 이준걸 편저, 오성미디어
D. '대한약전 수재 의약품의 분석', 이준걸 편저, 오성미디어

# 실험보고서(Report)

(1). 실험일시: 20 . . . 실험조: ____조, 성명__________

(2). 실험제목: 덱사메타손정의 정량(HPLC법)

(3). 실험목적: ______________________________

______________________________

(4). 실험원리: ______________________________

______________________________

______________________________

______________________________

(5). 실험순서: (본문참고)

(6). 실험조건:

| Column | | Detector | |
|---|---|---|---|
| Flow(㎖/*min*) | | Column Temp. | |
| Eluent | | | |
| Int. st. sol'n | | | |

(7). 실험결과:

A. 검액의 Chromatogram 및 Peak Table (실험결과물 부착할 것)

B. 표준액의 Chromatogram 및 Peak Table (실험결과물 부착할 것)

### (8). 계산:

$$덱사메타손의\ 양\ (mg) = 50 \times C \times \frac{H_T}{H_S}$$

∴ 덱사메타손의 량(mg) =

### (9) Precision and Accuracy

A. Reproducibility (시스템의 재현성)

동일한 분석조건으로 표준액 10㎕를 6 회 반복하여 주입할 때 덱사메타손 피크높이의 상대표준편차(%RSD)는 3.0% 이하인가를 확인한다.

덱사메타손 표준품 피크높이의 상대표준편차(%RSD)를 구해보자.

| | 1회 | 2회 | 3회 | 4회 | 5회 | 6회 |
|---|---|---|---|---|---|---|
| 덱사메타손 피크높이($H_S$) | | | | | | |

$$\bar{x} = \frac{(\quad)+(\quad)+(\quad)+(\quad)+(\quad)+(\quad)}{6} =$$

| sample | $x_i$ | $x_i - \bar{x}$ | $(x_i - \bar{x})^2$ |
|---|---|---|---|
| 1 | | | |
| 2 | | | |
| 3 | | | |
| 4 | | | |
| 5 | | | |
| 6 | | | |
| $\sum$ | | | |

측정값이 유한개(6개) 이므로 표준편차(σ)는 다음과 같이 구할 수 있다.

$$\sigma = \sqrt{\frac{\sum_{i=1}^{N}(x_i - \bar{x})^2}{N-1}} = \sqrt{\frac{(\qquad\qquad)}{6-1}} =$$

% RSD = ( σ / $\bar{x}$ ) ×100 이므로,

$$\therefore \ \% RSD = \frac{\sigma}{\bar{x}} \times 100 = \qquad\qquad \%$$

## (10) Discussion (고찰)

# 실험6 살리실산나트륨 (Sodium Salicylate)

Sodium Salicylate (USP, BP, EP, IP, JP),
Natriumsalicylat (DAB),
Benzoic acid 2-hydroxy-, Monosodium salt
이 약을 건조한 것은 정량할 때 살리실산나트륨 ($C_7H_5NaO_3$) 98.0 ~ 102.0 %를 함유한다.

## (1) General Discussion

해열진통제, 항염증약, 항류마티스제 [살리실산 계].

해열 · 진통작용 · 항류마티스작용 · 이담작용 · 요결석생성방지작용 등이 있음은 아스피린과 같으나 그 약효는 일반적으로 조금 약하다. 이 약은 맛이 나쁘고, 국소자극작용이 비교적 강해서 위장해가 생기기 쉬우므로 내복에는 아스피린이 많이 쓰인다.

적정에 의한 살리실산나트륨의 정량

살리실산이 물에 난용성이고 ether에 가용성인 성질을 이용하여 시료에 ether를 가하고 산 표준액으로 수층이 담록색이 될 때 까지 0.5 M HCl로 적정한다. 유리된 살리실산은 ether 층에 전용된다. (Ind. BPB)

BPB의 산성색(황색)과 알칼리성색(청자색)의 중간색이 녹색이다.

$$C_6H_5(OH)CO_2Na + HCl = C_6H_5(OH)CO_2H + NaCl$$

$$0.1\ M\text{-}HCl\ 1m\ell = 0.01601g\ C_6H_5(OH)CO_2Na$$

적정법의 조작: 시료를 105℃에서 2시간 건조시켜 그 중에서 약 0.5g을 정밀히 달아, 물 25㎖에 녹인 다음 분액깔때기에 넣고 에테르 75㎖와 지시약으로 BPB 10방울을 넣어 잘 흔들면서 0.1 M-HCl으로 수층이 담록색이 될 때까지 적정한다. 에테르 층과 수층을 분리하여 수층은 플라스크에 넣고, 에테르 층은 물 5㎖로 씻어 세척액을 플라스크 중의 수층과 합친다. 이것에 에테르 20㎖를 넣어 잘 흔들면서 수층이 담록색이 될 때까지 0.1 M-HCl로 적정한다.

## (2) Apparatus (장치 및 기구)

A. 장치

HPLC(High Performance Liquid Chromatography) System,

Vacuum Filtering System, Chemical Balance, Ultra Pure Water System, Ultra-sonicator, Dry Oven

B. 초자기구류

Volumetric Flask(100㎖), Hole Pipet(10㎖), Membrane Filter(pore size 0.45㎛), Micro-Syringe(20㎕ 이상), Filler

## (3) Reagents (시약 및 시액)

A. 살리실산나트륨 (Sodium Salicylate, 2-Hydroxybenzoic Acid Sodium Salts, Salicylic Acid Sodium Salts),

$C_7H_5NaO_3$ $HOC_6H_4COONa$,

(ReagentPlus®, ≥99.5%, FW 160.10, Aldrich cat. no. 53007-500G)

B. 무수카페인 (Caffeine Anhydrous, 1,3,7-Trimethylxanthine), $C_8H_{10}N_4O_2$

(FW 194.19, ReagentPlus®, powder, Aldrich cat. no. C0750-100G)

C. 메탄올 (MeOH, Methanol), $CH_3OH$

(≥99.9%, CHROMASOLV®, HPLC gradient grade, Aldrich cat. no. 34885-4L-R)

D. 초산 (Acetic Acid), $CH_3COOH$

(≥99.7%, ACS Reagent, Sigma-Aldrich)

E. 내부표준액 (Internal Standard Solution)

무수카페인표준품 20㎎을 달아 물을 넣어 녹여 100㎖로 한다.

## (4) Analytical Condition (분석조건)

A. 검출기 (Detector)

UV detector(254㎚)

B. 칼럼 (Column)

옥타데실실릴화한 실리카겔을 충전한 칼럼(I.D. 4㎜, L.15~30㎝)

C. 칼럼온도 (Column Temperature)

실온

D. 이동상 (Mobile Phase, Eluent)

물/메탄올/초산 = 50/50/1(V/V)

E. 유속 (Flow Rate, ㎖/*min*)

살리실산나트륨의 유지시간이 약 8.5분이 되도록 조정한다.

## (5) Procedure (실험순서)

A. Preparation Sample solution (검액제조)

①살리실산나트륨(원료의약품)을 건조한다.(건조감량 항에 따라 건조)

②약 0.2g을 정밀하게 칭량하여 100㎖ V-flask에 투입한다.

③물을 넣어 녹인 후 정확하게 100㎖로 한다.

④이 액 10㎖를 정확하게 취하여 100㎖ V-flask에 넣는다.

⑤내부표준액 10㎖를 정확히 넣고 물로 표선을 맞추고 검액으로 한다.

B. Preparation Standard solution (표준액제조)

①살리실산나트륨표준품을 건조한다.(건조감량 항에 따라 건조)

②약 0.2g을 정밀하게 칭량하여 100㎖ V-flask에 투입한다.

③물을 넣어 녹인 후 정확하게 100㎖로 한다.

④이 액 10㎖를 정확하게 취하여 100㎖ V-flask에 넣는다.

⑤내부표준액 10㎖를 정확히 넣고 물로 표선을 맞추고 표준액으로 한다. (*표준품은 고가이므로 실험이 필요한 적당량만 제조한다.*)

C. HPLC Injection (분석)

검액 및 표준액 20㎕를 가지고 분석조건으로 액체크로마토그래프법에 따라 시험하여 내부표준물질의 피크면적에 대한 살리실산나트륨의 피크면적비 $Q_T$ 및 $Q_S$를 구한다.

## (6) Calculation

$$\text{살리실산나트륨의 양 (mg)} = \text{살리실산나트륨표준품의 양(mg)} \times \frac{Q_T}{Q_S},$$

## (7) Precision and Accuracy

A. System Performance (시스템의 성능: 분리도 검토)

표준액 10㎕를 가지고 분석조건으로 조작할 때 내부표준물질, 살리실산나트륨의 순서로 유출하고 그 분리도가 4.0이상인 칼럼을 사용한다.

## (8) Bibliography (관련문헌)

A. 'Handbook of fine Chemicals', Aldrich advancing Science, Aldrich

B. '대한약전 제9개정', 한국약학대학협의회 약전분과회 편저, 신일북스

C. '의약품분석을 위한 기기분석실무', 이준걸 편저, 오성미디어

D. '대한약전 수재 의약품의 분석', 이준걸 편저, 오성미디어

# 실험보고서(Report)

(1). 실험일시: 20 . . . 실험조: ____조, 성명 __________

(2). 실험제목: 살리실산나트륨의 정량(HPLC법)

(3). 실험목적: ______________________________

______________________________

(4). 실험원리: ______________________________

______________________________

______________________________

______________________________

(5). 실험순서: (본문참고)

(6). 실험조건:

| Column | | Detector | |
|---|---|---|---|
| Flow(㎖/*min*) | | Column Temp. | |
| Eluent | | | |
| Int. st. sol'n | | | |

(7). 실험결과:

A. 검액의 Chromatogram 및 Peak Table (실험결과물 부착할 것)

B. 표준액의 Chromatogram 및 Peak Table (실험결과물 부착할 것)

**(8). 계산:**

$$\text{살리실산나트륨의 양 (mg)} = \text{살리실산나트륨표준품의 양(mg)} \times \frac{Q_T}{Q_S}$$

∴ 살리실산나트륨의 량(mg) =

**(9) Precision and Accuracy**

A. System Performance (시스템의 성능: 분리도 검토)

**(10) Discussion (고찰)**

# 실험7 아세트아미노펜 유연물질 (Acetaminophen Related Compounds)

KP, JP : 순도시험항목 유연물질
USP : related compounds or chromatographic purity
EP, BP : related substances
신약원료 및 제제의 불순물 규격에 대해서는 ICH guideline에 일반적인 사항이 설명되어 있다.

## (1) General Discussion

종래 약전의 순도시험에서는 불순물의 화학종을 지명한 다음 그 유무 또는 존재의 허용한도를 시험하여 적부를 판정하는 형식을 취해왔다. 그러나 불순물은 미량성분으로 일반적인 분리조작과 화학반응으로는 확실한 분석이 어려울 수밖에 없었다. 특히 의약품 화합물이 복잡해짐과 동시에 구조가 유사한 물질 군이 협잡될 가능성이 늘고 화학 종 자체도 용이하지 않은 상황이 되었다.

의약품에는 주성분외의 무기물, 잔류용매, 수분 등의 일반 불순물 뿐 아니라 약품의 합성, 정제 및 보존 시 생성되는 유연물질이 필연적으로 존재하게 된다. 따라서 의약품 공정서에는 의약품 중에 혼재할 수 있는 불순물의 종류 및 그 양을 규제하고 있는데 특히 유연물질은 주성분과 구조가 아주 유사한 물질로 주성분과 분리하기가 어렵다.

다행이 박층·기체·액체크로마토그래프법 등 분리능이 현저하게 높은 분리분석법이 연구·실험실에 정착하기에 이른 것으로 순도시험이 내용도 점차 확실한 분리를 우선하여 화학종과는 일단 관계없이 불순물을 정성, 정량하는 방향으로 전환해 왔다. 즉 주성분 이외의 관련물질을 '유연물질'로 하여 일괄하는 USP, BP 타입의 기재형식이며, 약전개정에서도 많은 품목에 이 항을 설정하고 있다. 성호르몬, 부신피질스테로이드의 경우 '유연물질'로 바꾸어 보다 구체적으로 '기타 스테로이드'라는 용어를 채용하고 있다.

우리나라에서는 원료 약품 중에 0.1% 이상 함유되어 있는 유연물질 및 0.1% 미만이라도 강한 독성 또는 약리작용이 예측되는 유연물질은 가능한 한 그 화학구조를 명확하게 기재하며 구조결정을 할 수 없는 경우에는 그 검토과정을 기재하도록 규정하고 있다.

## (2) Apparatus (장치 및 기구)

A. 장치

HPLC(High Performance Liquid Chromatography) System, Vacuum Filtering System, Chemical Balance, Ultra Pure Water System, Ultra-sonicator

B. 초자기구류

Volumetric Flask(50㎖, 200㎖), Hole Pipet(1㎖,10㎖), Membrane Filter(pore size 0.45㎛), Micro-Syringe(20㎕ 이상), Filler

## (3) Reagents (시약 및 시액)

A. 아세트아미노펜 (4-Acetamidophenol; N-Acetyl-4-aminophenol; APAP) (4'-Hydroxyacetanilide), $C_8H_9NO_2$
(FW 151.16, Aldrich cat. no. A7302-250G-A)

B. 메탄올 (MeOH, Methanol), $CH_3OH$
(≥99.9%, CHROMASOLV®, HPLC gradient grade, Aldrich cat. no. 34885-4L-R)

C. 인산이수소칼륨 (Potassium Phosphate Monobasic), $KH_2PO_4$
(Potassium Dihydrogen Phosphate, Monopotassium Phosphate)
(ACS Reagent, ≥99.0%, FW 136.09, Aldrich cat. no. P0662-500G)
혹은 (ReagentPlus® Aldrich cat. no. P5379-500G)

D. 수산화나트륨 (Sodium Hydroxide, Caustic soda), NaOH
(≥98%, Reagent grade, pellets(anhydrous), Aldrich cat. no. 55881-1KG)
혹은 (≥97%, ACS grade, pellets, Aldrich cat. no. 221465-500G)

E. 묽은 수산화나트륨시액

수산화나트륨 4.3g을 달아 새로 끓여 식힌 물을 넣어 녹여 1000㎖로 한다. 사용할 때 만든다.

F. 인산이수소칼륨시액

인산이수소칼륨 6.80g을 물 900㎖에 녹여 묽은 수산화나트륨시액으로 pH를 정확하게 4.7로 조정하고 물을 넣어 1000㎖로 한다.

G. p-아미노페놀 (4-Aminophenol), $C_6H_7NO$, $H_2NC_6H_4OH$
(≥98%, FW 109.13, Aldrich cat. no. A71328-100G)

## (4) Analytical Condition (분석조건)

A. 검출기 (Detector)
UV detector(225nm)

B. 칼럼 (Column)
옥타데실실릴화한 실리카겔을 충전한 칼럼(I.D. 4mm, L.15cm)

C. 칼럼온도 (Column Temperature)
40℃

D. 이동상 (Mobile Phase, Eluent)
pH 4.7 0.05mol/L 인산이수소칼륨시액/메탄올 = 4/1(V/V)

E. 유속 (Flow Rate, mℓ/*min*)
아세트아미노펜의 유지시간이 약 5분이 되도록 조정한다.

## (5) Procedure (실험순서)

A. Preparation Sample solution (검액제조)
①아세트아미노펜(원료의약품)을 50mg을 정밀하게 칭량한다.
②50mℓ V-flask에 투입한 후 메탄올 1mℓ를 넣어 녹인다.
③이동상을 넣어 표선을 맞추고 검액으로 한다.
(아세트아미노펜 농도: 50mg/50mℓ)

B. Preparation Standard solution (표준액제조)
①검액 1mℓ를 정확하게 취하여 200mℓ V-flask에 투입한다.
②이동상을 넣어 표선을 맞추고 표준액으로 한다.
(아세트아미노펜 농도: 1mg/200mℓ)

C. HPLC Injection (분석)
검액 및 표준액 10μℓ를 가지고 분석조건으로 액체크로마토그래프법에 따라 시험하여 각각 액의 피크면적을 측정할 때 검액의 아세트아미노펜 이외의 피크의 합계면적은 표준액의 아세트아미노펜의 피크면적보다 크지 않다.

## (6) Precision and Accuracy

A. System Performance (시스템의 성능: 분리도 검토)
아세트아미노펜 및 p-아미노페놀 10mg씩을 메탄올 1mℓ에 녹이고 이동상을 넣어 50mℓ로 한다. 이 액 1mℓ를 취하여 이동상을 넣어 10mℓ로 한다. 이액 10μℓ를 가지고 위의 분석조건으로 조작할 때 p-아미노페놀,

아세트아미노펜의 순서로 유출하고 그 분리도가 7 이상이다.

B. Sensitivity (검출감도)

표준액 10$\mu\ell$에서 얻은 아세트아미노펜의 피크높이가 Full Scale의 약 15%가 되도록 조정한다.

## (7) Bibliography (관련문헌)


A. 'Handbook of fine Chemicals', Aldrich advancing Science, Aldrich

B. '대한약전 제9개정‘, 한국약학대학협의회 약전분과회 편저, 신일북스

C. ‘의약품분석을 위한 기기분석실무’, 이준걸 편저, 오성미디어

D. '대한약전 수재 의약품의 분석‘, 이준걸 편저, 오성미디어

F. '대한약전 제 8개정을 중심으로 한 약전해설서‘ 김형국 편저, 파마코리아나

# 실험보고서(Report)

(1). 실험일시: 20 . . . 실험조: _____조, 성명__________

(2). 실험제목: 아세트아미노펜 순도시험(유연물질) (HPLC법)

(3). 실험목적: ______________________________

______________________________

(4). 실험원리: ______________________________

______________________________

______________________________

______________________________

(5). 실험순서: (본문참고)

(6). 실험조건:

| Column | | Detector | |
|---|---|---|---|
| Flow(㎖/*min*) | | Column Temp. | |
| Eluent | | | |
| Int. st. sol'n | | | |

(7). 실험결과:

A. 검액의 Chromatogram 및 Peak Table (실험결과물 부착할 것)

B. 표준액의 Chromatogram 및 Peak Table (실험결과물 부착할 것)

(8). 판정:

검액 및 표준액의 Peak Table을 확인하고 아래의 표를 채운다.

| | 아세트아미노펜 피크면적 | 그 외의 피크 면적의 합 |
|---|---|---|
| 검 액 | ―――――――――― | ( A:__________) |
| 표준액 | ( B:__________) | ―――――――――― |

* B ≧ A 라면 적합, B ≨ A 라면 부적합으로 판정한다.

(9) Precision and Accuracy

A. System Performance (시스템의 성능: 분리도 검토)

(10) Discussion (고찰)

# 실험8 아세트아미노펜 정 (Acetaminophen Tablets)

Paracetamol (INN, BP, EP, IP, DAB), Acetaminophen (USP, JP)
해열 진통약 [p-아미노페놀 계] 이 약은 정량할 때 표시량의 90.0 ~ 110.0 %에 해당하는 아세트아미노펜을 함유한다.

## (1) General Discussion

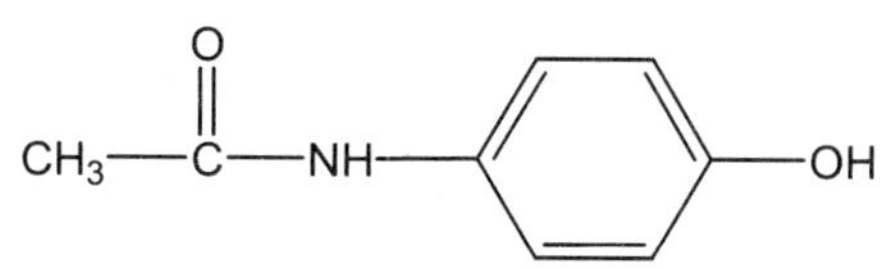

아세트아미노펜은 흰색의 결정 또는 결정성가루이다. 해열진통작용은 살리실산류와 같이 중추성이고 체수분의 이동과 말초혈관의 확장과 더불어 일어나는 발한을 수반하는 해열과 시상과 대뇌피질의 통각역치의 상승효과에 의한 것이다. 평열 시에는 거의 체온에 영향을 미치지 않고 발열 시에는 투여 3시간 후에 최대 효과를 발현한다. 이 해열 진통작용은 아스피린과 같이 완화한 동통에 한정되고 항염증작용은 약하다.

## (2) Apparatus (장치 및 기구)

A. 장치

HPLC(High Performance Liquid Chromatography) System, Vacuum Filtering System, Chemical Balance, Ultra Pure Water System, Ultra-sonicator, Dry Oven

B. 초자기구류

Volumetric Flask(100㎖, 200㎖, 250㎖), Hole Pipet(5㎖), Membrane Filter(pore size 0.45㎛), Micro-Syringe(20㎕ 이상), mortar, Filler

## (3) Reagents (시약 및 시액)

A. 아세트아미노펜 (4-Acetamidophenol; N-Acetyl-4-aminophenol; APAP)

(4'−Hydroxyacetanilide), $C_8H_9NO_2$
(FW 151.16, Aldrich cat. no. A7302-250G-A)

B. 메탄올 (MeOH, Methanol), $CH_3OH$
(≥99.9%, CHROMASOLV®, HPLC gradient grade, Aldrich cat. no. 34885-4L-R)

## (4) Analytical Condition (분석조건)

A. 검출기 (Detector)
UV detector(243㎚)

B. 칼럼 (Column)
옥타데실실릴화한 실리카겔을 충전한 칼럼(I.D. 4㎜, L.30㎝)

C. 이동상 (Mobile Phase, Eluent)
물/메탄올 = 3/1(V/V)

D. 유속 (Flow Rate, ㎖/*min*)
1.3㎖/*min*

## (5) Procedure (실험순서)

A. Preparation Sample solution (검액제조)
①아세트아미노펜정 20정 이상을 가지고 질량을 정밀하게 단다.
②1정의 평균무게를 정확하게 기록한다.
③아세트아미노펜정 20정 이상을 막자사발로 갈아 가루로 한다.
④아세트아미노펜 약 0.1g에 해당하는 질량을 정밀하게 칭량한다.
⑤200㎖ V-flask에 투입한다.
⑥이동상 100㎖를 넣고 10분간 섞고, 다시 5분간 세게 흔들어 섞는다.
⑦이동상을 넣어 표선을 정확하게 맞춘다.
⑧이 액을 정확히 5㎖를 정확히 취하여 250㎖ V-flask에 넣는다.
⑨이동상을 넣어 표선을 정확하게 맞춘다.
⑩이 액을 0.45㎛ 멤브레인필터로 여과하고 처음 여액 10㎖는 버린다.
⑪다음 여액을 취하여 검액으로 한다.

B. Preparation Standard solution (표준액제조)
①아세트아미노펜 표준품을 105℃에서 2시간 건조한다.
②표준품 약 20㎎을 정밀하게 달아 100㎖ V-flask에 투입한다.
③이동상을 넣어 표선을 맞춘다.
④이 액 5㎖를 정확하게 취하여 100㎖ V-flask에 넣는다.

⑤이동상을 넣어 표선을 맞추고 표준액으로 한다.

*표준품은 고가이므로 실험이 필요한 적당량만 제조한다.*

C. HPLC Injection (분석)

검액 및 표준액 10㎕를 가지고 분석조건으로 액체크로마토그래프법에 따라 시험하여 검액 및 표준액의 아세트아미노펜의 피크면적 $A_T$ 및 $A_S$를 측정한다.

## (6) Calculation

$$아세트아미노펜의\ 양\ (mg) = 아세트아미노펜표준품의\ 양 \times C \times \frac{A_T}{A_S} \times 5,$$

## (7) Precision and Accuracy

A. Reproducibility (시스템의 재현성)

표준액 10㎕를 가지고 위의 분석조건으로 6회 반복하여 주입할 때 피크면적의 상대표준편차는 2.0% 이하이다.

## (8) Bibliography (관련문헌)


A. 'Handbook of fine Chemicals', Aldrich advancing Science, Aldrich

B. '대한약전 제9개정', 한국약학대학협의회 약전분과회 편저, 신일북스

C. '의약품분석을 위한 기기분석실무', 이준걸 편저, 오성미디어

D. '대한약전 수재 의약품의 분석', 이준걸 편저, 오성미디어

# 실험보고서(Report)

(1). 실험일시: 20 . . . 실험조: _____조, 성명 __________

(2). 실험제목: **아세트아미노펜정의 정량(HPLC법)**

(3). 실험목적: ______________________________

______________________________

(4). 실험원리: ______________________________

______________________________

______________________________

______________________________

(5). 실험순서: (본문참고)

(6). 실험조건:

| Column | | Detector | |
|---|---|---|---|
| Flow(㎖/*min*) | | Column Temp. | |
| Eluent | | | |
| Int. st. sol'n | | | |

(7). 실험결과:

A. 검액의 Chromatogram 및 Peak Table (실험결과물 부착할 것)

B. 표준액의 Chromatogram 및 Peak Table (실험결과물 부착할 것)

## (8). 계산:

$$\text{아세트아미노펜의 양 (mg)} = \text{아세트아미노펜표준품의 양} \times C \times \frac{A_T}{A_S} \times 5$$

∴ 아세트아미노펜의 량(mg) =

## (9) Precision and Accuracy

A. Reproducibility (시스템의 재현성)

동일한 분석조건으로 표준액 10㎕를 6 회 반복하여 주입할 때 아세트아미노펜의 피크면적 상대표준편차가 2.0% 이하인가를 확인한다.

아세트아미노펜 표준품 피크면적의 상대표준편차(%RSD)를 구해보자.

| | 1회 | 2회 | 3회 | 4회 | 5회 | 6회 |
|---|---|---|---|---|---|---|
| 아세트아미노펜 피크면적($A_S$) | | | | | | |

$$\bar{x} = \frac{(\quad)+(\quad)+(\quad)+(\quad)+(\quad)+(\quad)}{6} =$$

| sample | $x_i$ | $x_i - \overline{x}$ | $(x_i - \overline{x})^2$ |
|---|---|---|---|
| 1 | | | |
| 2 | | | |
| 3 | | | |
| 4 | | | |
| 5 | | | |
| 6 | | | |
| $\sum$ | | | |

측정값이 유한개(6개) 이므로 표준편차(σ)는 다음과 같이 구할 수 있다.

$$\sigma = \sqrt{\frac{\sum_{i=1}^{N}(x_i - \overline{x})^2}{N-1}} = \sqrt{\frac{(\qquad\qquad)}{6-1}} =$$

% RSD = ( σ / $\overline{x}$ ) ×100 이므로,

$$\therefore \% RSD = \frac{\sigma}{\overline{x}} \times 100 = \qquad \%$$

## (10) Discussion (고찰)

# 실험9 아스피린 정 (Aspirin Tablets)

Aspirin (USP, BP, JP), Acetylsalicylic Acid (EP, IP)
($C_9H_8O_4$ : 180.16)
이 약은 정량할 때 표시량의 95.0 ~ 105.0 %에 해당하는 아스피린 을 함유한다.

## (1) General Discussion

버드나무 껍질에 함유된 살리실산이라는 물질에서 비롯된 아스피린은 기원전(BC) 1천500년쯤 고대 이집트에서 작성된 파피루스에서 언급된다. BC 400년쯤에는 '의학의 아버지'로 불리는 히포크라테스가 사용했다는 기록이 있다. 그 후로도 아스피린은 해열과 소염에서 탁월한 효능을 보이며 사람들의 사랑을 받았다. 살리실산은 의학적인 효과가 있었지만 위벽을 자극하며 설사를 일으키고, 많이 먹을 경우 죽는 경우도 있었다. 1897년 독일 프리드리히 바이엘 사의 연구원 펠릭스 호프만은 살리실산의 히드록시기를 아세틸기와 에스테르화 반응을 시켜 아스피린을 만들었는데 살리실산의 부작용이 크게 줄어들었다. 이는 최초의 합성 의약품이다. 현대에 들어서 아스피린은 뇌졸중이나 심근경색을 예방하는 약으로 주목받고 있다. 혈관 속을 떠다니는 일종의 핏덩어리인 '혈전'이 생기지 않도록 하는 기능이 과학계에 의해 규명되면서 일반인 사이에선 '장수를 부르는 약'으로 떠올랐다.

아스피린(Aspirin) 또는 아세틸살리실산(acetylsalicylic acid, ASA)은 살리실산염 의약품으로 흰색의 결정, 알갱이 또는 가루로 냄새는 없고 약간 신맛이 있으며, 습기 있는 공기 중에서 천천히 가수분해되어 살리실산 및 초산으로 되며 융점은 약 136℃이다. 진통제, 해열제로 쓰고, 혈중 농도를 낮추어 심혈관질환이나 심장마비 예방약으로 장기간 쓴다. 심장마비가 갑자기 일어난 경우에는 고용량의 아스피린을 일시에(쉽게 말하자면 '단번에') 투여한다. 이때는 프로트롬빈의 생성을 억제해서 혈액 응고를 막을 수도 있기 때문이다. 반감기는 300~650㎎ 일 경우 3.1~3.2시간, 1g일 경우 6시간, 2g일 경우 9시간이다.

'아스피린'은 바이엘사의 상표명이지만, 몇몇 나라에서는 아스피린을 아세틸살리실산이라는 물질명으로 부르기도 한다.

아스피린의 정량은 에스테르화합물의 적정으로 일정과량의 알칼리표준액을 넣어 가수분해하여 생성된 산에 의한 소비량 이상의 알칼리를 산적정한다. 일종의 역적정으로서 아래에 소개하였다.

에스테르 화합물의 적정

1) 직접적정법: 이 시료는 알칼리 표준액으로 쉽게 중화되므로 직접 적정할 수 있다.

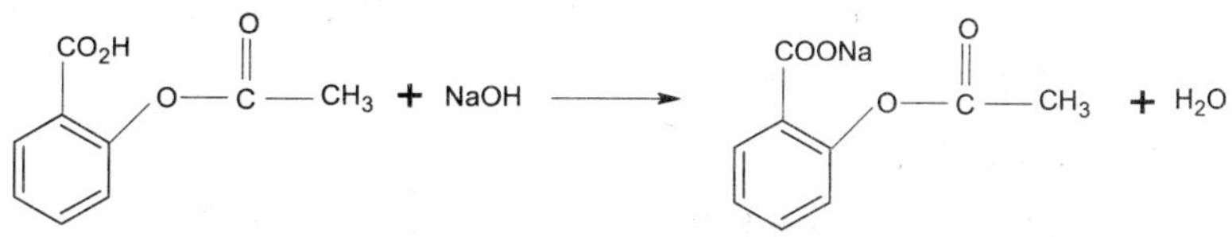

시료를 묽은 알코올에 녹이고 P.P을 지시약으로 하여 알칼리 표준액으로 적정한다.

조작: 시료 약 0.4g을 정밀히 달아 알코올 약 10㎖에 녹인 다음, P.P을 지시약으로 하여 0.1 M-NaOH으로 적정한다.

2) 검화법 (saponification method): 또는, 이와 같이 중화된 Na염 용액에 일정량의 알칼리 표준액을 더 넣고 가열하여, 아세틸기를 비누화시킨 다음 남아 있는 알칼리를 산 표준액으로 역적정한다.

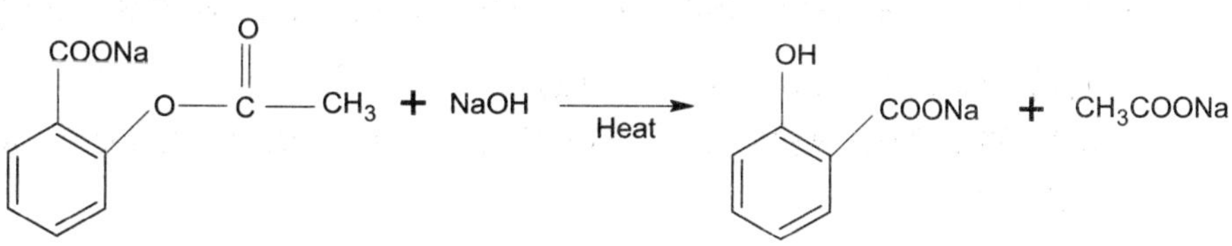

그러나 보통은 시료에 일정과량의 알칼리 표준액을 넣고 가열하여, 중화 및 비누화시킨 다음 남아 있는 알칼리를 산 표준액으로 역적정한다. 따로 같은 방법으로 공시험을 행한다.

$$2\ NaOH \equiv C_9H_8O_4$$
$$0.5M\text{-}NaOH\ 1\ mL \equiv 0.04504\ g\ C_9H_8O_4$$

조작: 시료를 데시케이터(실리카겔)에서 5시간 건조시키고, 그 중에서 약 1.5g을 정밀하게 달아 0.5M-NaOH 50㎖를 정확하게 넣고 $CO_2$ 흡수관을 붙인 환류 냉각기를 써서 수욕 상에서 10분간 가온한다. 식힌 다음 P.P 3방울을 넣고 남아 있는 NaOH를 0.25M-$H_2SO_4$으로 무색이 될 때까지 역적정한다. 따로, 같은 방법으로 공시험을 한다.

## (2) Apparatus (장치 및 기구)

A. 장치

HPLC(High Performance Liquid Chromatography) System, Vacuum Filtering System, Chemical Balance, Ultra Pure Water System, Ultra-sonicator

B. 초자기구류

Volumetric Flask(20㎖, 100㎖, 200㎖), Hole Pipet(2㎖), Membrane Filter(pore size 0.45㎛), Micro-Syringe(20㎕ 이상), Mortar, Desiccator, Mortar, Filler

## (3) Reagents (시약 및 시액)

A. 아스피린 (Aspirin, Acetylsalicylic Acid, 2-Acetoxybenzoic Acid) (O-Acetylsalicylic Acid; ASA), $C_9H_8O_4$

(≥99.0%, crystalline, FW 180.16, Aldrich cat. no. A5376-500G)

B. 인산 (Phosphoric Acid, Orthophosphoric Acid), $H_3PO_4$

(FW 98.00, crystalline, 99.999+%, Aldrich cat. no. 466123-100G)

혹은 (ASC Reagent, ≥85 wt. %, Aldrich cat. no. 438081-500ML)

C. 메탄올 (MeOH, Methanol), $CH_3OH$

(≥99.9%, CHROMASOLV®, HPLC gradient grade, Aldrich cat. no. 34885-4L-R)

D. 테오필린 (Paraxanthine, 2,6-Dihydroxy-1,7-dimethylpurine), $C_7H_8N_4O_2$ (1,7-Dimethylxanthine, 1,7-Dimethyl-1H-purine-2,6-dione)

(FW 180.16, Aldrich cat. no. D5385-100MG)

E. 내부표준액 (Internal Standard Solution)

무수테오필린표준품 약 10㎎을 정밀하게 달아 이동상을 넣어 녹여 100 ㎖로 한다.

## (4) Analytical Condition (분석조건)

A. 검출기 (Detector)

UV detector(280㎚)

B. 칼럼 (Column)

옥타데실실릴화한 실리카겔을 충전한 칼럼(I.D. 4㎜, L.15~30㎝)

C. 칼럼온도 (Column Temperature)

30℃

D. 이동상 (Mobile Phase, Eluent)

0.085% 인산/메탄올 = 60/40(V/V)

E. 유속 (Flow Rate, ㎖/*min*)

1.0㎖/*min*

## (5) Procedure (실험순서)

A. Preparation Sample solution (검액제조)

① 아스피린정 20정 이상을 가지고 그 질량을 정밀하게 단다.
②1정의 평균무게를 정확하게 기록한다.
③아스피린정 20정 이상을 막자사발로 갈아 가루로 한다.
④아스피린 0.25g 에 해당하는 질량을 칭량한다.
⑤200㎖ V-flask에 투입한다.
⑥이동상을 넣어 잘 흔들어 섞고 정확하게 표선을 맞춘다.
⑦이 액을 여과하여 처음여액 10㎖는 버린다.
⑧다음 여액 2㎖를 정확히 취하여 100㎖ V-flask에 넣는다.
⑨내부표준액 4㎖를 넣고 이동상으로 표선을 맞추어 검액으로 한다.

B. Preparation Standard solution (표준액제조)

①아스피린표준품을 건조한다.(데시케이터(실리카겔)에서 5시간 건조)
②표준품 약 25㎎을 정밀하게 달아 20㎖ V-flask에 투입한다.
③이동상을 넣어 표선을 정확하게 맞춘다.
④이 액 2㎖를 정확하게 취하여 100㎖ V-flask에 투입한다.
⑤내부표준액 4㎖를 넣고 이동상으로 표선을 맞추어 표준액으로 한다.
*표준품은 고가이므로 실험이 필요한 적당량만 제조한다.*

C. HPLC Injection (분석)

검액 및 표준액 10㎕를 가지고 분석조건으로 액체크로마토그래프법에 따라 시험하여 내부표준물질의 피크면적에 대한 아스피린의 피크면적비 $Q_T$ 및 $Q_S$를 구한다.

## (6) Calculation

$$아스피린의\ 양\ (mg) = 아스피린표준품의\ 양\ (mg) \times \frac{Q_T}{Q_S} \times 10$$

## (7) Precision and Accuracy

A. System Performance (시스템의 성능: 분리도 검토)

표준액 10μℓ를 가지고 분석조건으로 조작할 때 내부표준물질, 아스피린의 순서로 유출하고 그 분리도가 3.0 이상이다.

B. Reproducibility (시스템의 재현성)

표준액 10μℓ를 가지고 분석조건으로 6 회 반복하여 주입할 때 피크면적비의 상대표준편차(%RSD)는 2.0% 이하이다.

## (8) Bibliography (관련문헌)

A. 'Handbook of fine Chemicals', Aldrich advancing Science, Aldrich

B. '대한약전 제9개정', 한국약학대학협의회 약전분과회 편저, 신일북스

C. '의약품분석을 위한 기기분석실무', 이준걸 편저, 오성미디어

D. '대한약전 수재 의약품의 분석', 이준걸 편저, 오성미디어

# 실험보고서(Report)

**(1). 실험일시:** 20 . . . **실험조:** ____조, **성명**__________

**(2). 실험제목:** **아스피린정의 정량(HPLC법)**

**(3). 실험목적:** ______________________________

______________________________

**(4). 실험원리:** ______________________________

______________________________

______________________________

______________________________

**(5). 실험순서: (본문참고)**

**(6). 실험조건:**

| Column | | Detector | |
|---|---|---|---|
| Flow(㎖/*min*) | | Column Temp. | |
| Eluent | | | |
| Int. st. sol'n | | | |

**(7). 실험결과:**

A. 검액의 Chromatogram 및 Peak Table (실험결과물 부착할 것)

B. 표준액의 Chromatogram 및 Peak Table (실험결과물 부착할 것)

**(8). 계산:**

$$\text{아스피린의 양 (mg)} = \text{아스피린표준품의 양 (mg)} \times \frac{Q_T}{Q_S} \times 10$$

∴ 아스피린의 량(mg) =

**(9) Precision and Accuracy**

A. System Performance (시스템의 성능: 분리도 검토)

1). 피크가 대칭인 경우

$$R_s = \frac{T_{r^2} - T_{r^1}}{\frac{W_1 + W_2}{2}} = 2\left(\frac{T_{r^2} - T_{r^1}}{W_1 + W_2}\right)$$

2). 피크가 비대칭인 경우

$$R_s = 2\left(\frac{t_{R2} - t_{R1}}{1.70(W_{0.5h1} + W_{0.5h2})}\right),$$ $t_{R1},\ t_{R2}$ : 두 물질의 유지시간. 단, $t_{R1} < t_{R2}$

B. Reproducibility (시스템의 재현성)

표준액 10$\mu l$를 가지고 6 회 반복하여 주입할 때 피크면적비의 상대표준편차(%RSD)는 2.0% 이하인가를 확인한다.

피크면적비($A_X/A_S$)의 상대표준편차(%RSD)를 구해보자.

| | 1회 | 2회 | 3회 | 4회 | 5회 | 6회 |
|---|---|---|---|---|---|---|
| 아스피린 피크면적($A_X$) | | | | | | |
| 테오필린 피크면적($A_S$) | | | | | | |
| 피크면적비($A_X/A_S$): $x_i$ | | | | | | |

$$\bar{x} = \frac{(\quad)+(\quad)+(\quad)+(\quad)+(\quad)+(\quad)}{6} =$$

| sample | $x_i$ | $x_i - \bar{x}$ | $(x_i - \bar{x})^2$ |
|---|---|---|---|
| 1 | | | |
| 2 | | | |
| 3 | | | |
| 4 | | | |
| 5 | | | |
| 6 | | | |
| $\sum$ | | | |

측정값이 유한개(6개) 이므로 표준편차(σ)는 다음과 같이 구할 수 있다.

$$\sigma = \sqrt{\frac{\sum_{i=1}^{N}(x_i - \bar{x})^2}{N-1}} = \sqrt{\frac{(\qquad)}{6-1}} =$$

% RSD = ( σ / $\bar{x}$ ) ×100 이므로,

$$\therefore \ \% RSD = \frac{\sigma}{\bar{x}} \times 100 = \qquad \%$$

## (10) Discussion (고찰)

# 실험10 염산치아민(Thiamine Hydrochloride )

Thiamine Hydrochloride (USP, BP, EP, IP, JP)
($C_{12}H_{17}ClN_4OS \cdot HCl$ : 337.27), 비타민B1
이 약은 정량할 때 환산한 무수물에 대하여 염산치아민 98.5 % 이상을 함유한다. (피리미딘치아졸계)

## (1) General Discussion

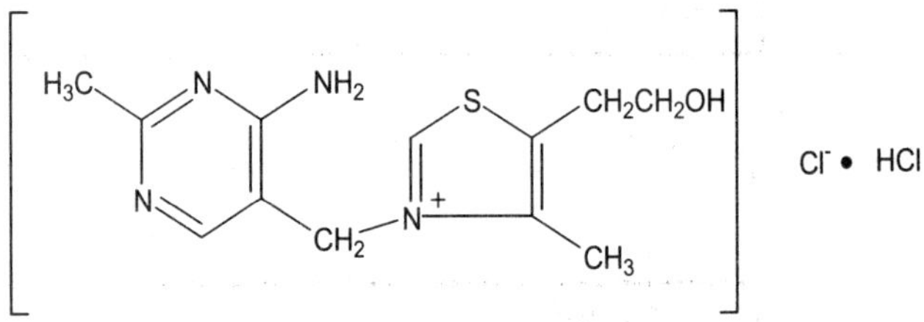

미생물이나 식물조직에서 합성된다. Pyrimidine부와 thiazole부의 생합성에 대하여는 아직 밝혀지지 않았으나 피로인산화된 pyrimidine부와 인산화된 thiazole부로 치아민인산이 되고 이것이 가수분해되어 thiamine이 생성된다. 비타민 B1은 수용성 비타민으로 맥주효모, 콩류, 밤, 호두와 같은 견과류, 쇠고기, 돼지고기에 포함되어 있다. 주 기능은 탄수화물의 대사, 정상 성장의 유지, 신경 자극의 전달이다. 성인 1일 추천식이섭취용량(recommended dietary allowance, RDA)은 1~1.4㎎이며, 보통 1,000 칼로리 당 1㎎을 섭취하도록 권장하고 있다. 정상적인 호기성 대사의 필수물질로서 결핍 시 많은 증상이 초래되는데 대표적인 증상으로는 다리가 붓는 각기, 말초신경염과 베르니케 뇌병증(운동실조, 안구건조장애, 정신혼란 등의 증상)을 들 수 있다.

흰색의 결정 또는 결정성 가루로 냄새는 없거나 약간 특이한 냄새가 있으며, 물에 잘 녹으며 메탄올에 조금 녹고 에탄올에 녹기 어려우며 에텔에는 거의 녹지 않는다. 융점은 약 245 ℃ 이다.

## (2) Apparatus (장치 및 기구)

A. 장치

HPLC(High Performance Liquid Chromatography) System, Vacuum Filtering System, Chemical Balance, Ultra Pure Water System, Ultra-sonicator

B. 초자기구류

Volumetric Flask(50㎖), Hole Pipet(5㎖, 10㎖), Membrane Filter(pore size 0.45㎛), Micro-Syringe(20㎕ 이상), Filler

## (3) Reagents (시약 및 시액)

A. 염산치아민 (Thiamine Hydrochloride, Aneurine Hydrochloride) (Vitamin $B_1$ Hydrochloride), $C_{12}H_{17}ClN_4OS \cdot HCl$
(≥99% (TLC), Reagent Grade, Aldrich, cat. no. T4625-250G)

B. 안식향산메칠 (Methyl Benzoate), $C_6H_5COOCH_3$
(99%, FW 136.15, Aldrich, cat. no. M29908-500G)
순도시험: 이 약(무색투명한 액체) 약 0.1㎖를 '염산치아민' 정량법의 이동상에 녹여 50㎖로 한다. 이 액 10㎕를 가지고 '염산치아민' 정량법의 분석조건에 따라 HPLC법으로 시험할 때 주 피크 보유시간의 약 2배의 범위에 대하여 각각의 피크면적을 측정하여 면적백분율법[참고4]에 따라 안식향산메칠의 양을 구할 때 99.0% 이상이다.

C. 메탄올 (MeOH, Methanol), $CH_3OH$
(≥99.9%, CHROMASOLV®, HPLC gradient grade, Aldrich cat. no. 34885-4L-R)

D. 1-옥탄설폰산나트륨 (1-Octanesulfonic Acid Sodium Salts) $CH_3(CH_2)_7SO_3Na$
(ion-pairing reagent for HPLC Analysis of Peptide and proteins)
(98%, FW 216.27, Aldrich, cat. no. O8380-25G)

E. 아세토니트릴 (ACN, Acetonitrile, Methyl Cyanide), $CH_3CN$
(CHROMASOLV®gradient grade ≥99.9%, Aldrich cat. no. 34851-4L)

F. 빙초산 (Glacial Acetic Acid), Glacial $CH_3COOH$
(≥99.7%, ACS Reagent, Sigma-Aldrich, Cat. No.320099-500㎖)

G. 내부표준액 (Internal Standard Solution)
안식향산메칠 1g을 메탄올에 녹여 총량을 50㎖로 한다.

## (4) Analytical Condition (분석조건)

A. 검출기 (Detector)
UV detector(254㎚)

B. 칼럼 (Column)

옥타데실실릴화한 실리카겔을 충전한 칼럼(I.D. 4㎜, L.15~30㎝)

C. 칼럼온도 (Column Temperature)
25℃

D. 이동상 (Mobile Phase, Eluent)
1-옥탄설폰산나트륨 1.1g을 희석시킨 빙초산(1→100) 1000㎖에 녹인다. 이 액 600㎖에 메탄올·아세토니트릴혼합액(3:2) 400㎖를 넣는다.

E. 내부표준액 (Internal Standard Solution)
안식향산메틸의 메탄올용액(1→50)

F. 유속 (Flow Rate, ㎖/*min*)
치아민의 보유시간이 약 12분이 되도록 조정한다.

## (5) Procedure (실험순서)

A. Preparation Sample solution (검액제조)
①염산치아민 약 0.1g을 정밀하게 달아 50㎖ V-flask에 투입한다.
②이동상을 넣어 녹인 다음 표선을 정확하게 맞춘다.
③이 액 10㎖를 정확하게 취하여 50㎖ V-flask에 투입한다.
④내부표준액 5㎖를 정확하게 넣는다.
⑤이동상으로 표선을 정확하게 맞추어 넣고 검액으로 한다.

B. Preparation Standard solution (표준액제조)
①염산치아민표준품을 준비한다.(미리 수분을 측정한다.)
②약 0.1g을 정밀하게 달아 50㎖ V-flask에 투입한다.
③이동상을 넣어 녹인 다음 표선을 정확하게 맞춘다.
④이 액 10㎖를 정확하게 취하여 50㎖ V-flask에 투입한다.
⑤내부표준액 5㎖를 정확하게 넣는다.
⑥이동상으로 표선을 정확하게 맞추어 넣고 표준액으로 한다.

C. HPLC Injection (분석)
검액 및 표준액 10㎕를 가지고 분석조건으로 액체크로마토그래프법에 따라 시험하여 내부표준물질의 피크면적에 대한 치아민의 피크면적비 $Q_T$ 및 $Q_S$를 구한다.

## (6) Calculation (계산)

$$\text{염산치아민의 양}(mg) = \text{무수물로 환산한 염산치아민표준품의양}\ (mg) \times \frac{Q_T}{Q_S}$$

## (7) Precision and Accuracy

A. System Performance (시스템의 성능: 분리도 검토)

표준액 10㎕를 가지고 분석조건으로 조작할 때 치아민, 내부표준물질의 순서로 유출하고 그 분리도($R_s$)가 6.0 이상인 칼럼을 쓴다.

## (8) Bibliography (관련문헌)


A. 'Handbook of fine Chemicals', Aldrich advancing Science, Aldrich

B. '대한약전 제9개정', 한국약학대학협의회 약전분과회 편저, 신일북스

C. '의약품분석을 위한 기기분석실무', 이준걸 편저, 오성미디어

D. '대한약전 수재 의약품의 분석', 이준걸 편저, 오성미디어


**참고13** 면적백분율법 계산 예

크로마토그램으로부터 얻은 시료 각 성분(4가지성분)의 피크 면적($A_i$)을 측정하여 전체의 합($\Sigma A_i$)을 100으로 한다.

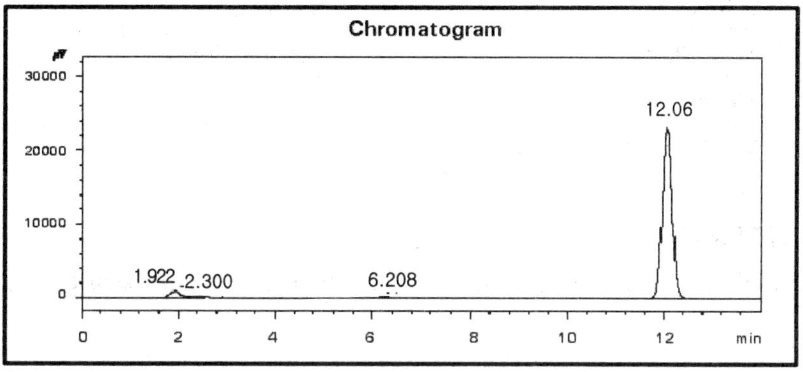


| Peak # | RT | Height | Area | % Area |
|---|---|---|---|---|
| 1 | 1.922 | 979 | 7,759 ($A_i$) | 4.3 |
| 2 | 2.300 | 178 | 1,238 ($A_i$) | 0.7 |
| 3 | 6.208 | 256 | 1,282 ($A_i$) | 0.7 |
| 4 | 12.06 | 23360 | 171,294 ($A_i$) | 94.3 |
| Total | | | 181,573 ($\Sigma A_i$) | 100 |

$$\%Area = \frac{A_i}{\sum_{i=1}^{n} A_i} \times 100$$

∴ peak 1성분의 함유율 = 4.3%
peak 2성분의 함유율 = 0.7%
peak 3성분의 함유율 = 0.7%
peak 4성분의 함유율 = 94.3%

# 실험보고서(Report)

(1). 실험일시:　20　.　.　.　실험조: _____조, 성명__________

(2). 실험제목:　염산치아민의 정량(HPLC법)

(3). 실험목적: ______________________________

______________________________

(4). 실험원리: ______________________________

______________________________

______________________________

______________________________

(5). 실험순서: (본문참고)

(6). 실험조건:

| Column | | Detector | |
|---|---|---|---|
| Flow(㎖/*min*) | | Column Temp. | |
| Eluent | | | |
| Int. st. sol'n | | | |

(7). 실험결과:

A. 검액의 Chromatogram 및 Peak Table (실험결과물 부착할 것)

B. 표준액의 Chromatogram 및 Peak Table (실험결과물 부착할 것)

**(8). 계산:**

염산치아민의 양$(mg)$= 무수물로 환산한 염산치아민표준품의양 $(mg) \times \frac{Q_T}{Q_S}$

∴ 염산치아민의 량(mg) =

**(9) Precision and Accuracy**

A. System Performance (시스템의 성능: 분리도 검토)

$$R_s = \frac{T_{r^2} - T_{r^1}}{\frac{W_1 + W_2}{2}} = 2\left(\frac{T_{r^2} - T_{r^1}}{W_1 + W_2}\right)$$

**(10) Discussion (고찰)**

# 실험11 염산치아민정
# (Thiamine Hydrochloride Tablets)

Thiamine Hydrochloride Tablets
이 약은 정량할 때 표시량의 90.0~110.0 % 에 해당하는 염산치아민을 함유한다.

## (1) General Discussion

염산치아민 참조
정량은 '염산치아민 산'의 정량법에 따라 시험한다.

염산치아민산의 정량법
이 약의 염산치아민 약 20mg에 해당하는 양을 정밀하게 달아 0.01mol/L 염산시액 60mℓ를 넣어 수욕에서 30분간 가열한 다음 10 분간 세게 흔들어 섞어 식힌 다음 메탄올을 넣어 정확하게 100mℓ로 하고 원심분리한다. 상징액 25mℓ를 정확하게 취하여 내부표준액 5mℓ를 정확하게 넣은 다음 물을 넣어 50mℓ로 하여 검액으로 한다. 따로 염산치아민표준품(미리 수분을 측정한다) 약 0.1g을 정밀하게 달아 0.01mol/L 염산시액에 녹여 정확하게 50mℓ로 한다. 이 액 10mℓ를 정확하게 취하여 0.01mol/L 염산시액 50mℓ를 넣은 다음 메탄올을 넣어 정확하게 100mℓ로 한다. 이 액 25mℓ를 정확하게 취하여 내부표준액 5mℓ를 정확하게 넣은 다음 물을 넣어 50mℓ로 하여 표준액으로 한다. 이하 '염산치아민'의 정량법에 따라 시험한다.

## (2) Apparatus (장치 및 기구)

A. 장치

HPLC(High Performance Liquid Chromatography) System, Vacuum Filtering System, Chemical Balance, Ultra Pure Water System, Ultra-sonicator, Centrifuge, water bath

B. 초자기구류

Volumetric Flask(50mℓ, 100mℓ), Hole Pipet(5mℓ, 10mℓ, 25mℓ), Membrane Filter(pore size 0.45㎛), Micro-Syringe(20㎕ 이상), Filler

## (3) Reagents (시약 및 시액)

A. 염산치아민 (Thiamine Hydrochloride, Aneurine Hydrochloride) (Vitamin $B_1$ Hydrochloride), $C_{12}H_{17}ClN_4OS \cdot HCl$
(≥99% (TLC), Reagent Grade, Aldrich, cat. no. T4625-250G)

B. 안식향산메칠 (Methyl Benzoate), $C_6H_5COOCH_3$
(99%, FW 136.15, Aldrich, cat. no. M29908-500G)
순도시험: 염산치아민 참조

C. 메탄올 (MeOH, Methanol), $CH_3OH$
(≥99.9%, CHROMASOLV®, HPLC gradient grade, Aldrich cat. no. 34885-4L-R)

D. 1-옥탄설폰산나트륨 (1-Octanesulfonic Acid Sodium Salts)
$CH_3(CH_2)_7SO_3Na$
(ion-pairing reagent for HPLC Analysis of Peptide and proteins)
(98%, FW 216.27, Aldrich, cat. no. O8380-25G)

E. 아세토니트릴 (ACN, Acetonitrile, Methyl Cyanide), $CH_3CN$
(CHROMASOLV®gradient grade ≥99.9%, Aldrich cat. no. 34851-4L)

F. 빙초산 (Glacial Acetic Acid), Glacial $CH_3COOH$
(≥99.7%, ACS Reagent, Sigma-Aldrich, Cat. No.320099-500㎖)

G. 내부표준액 (Internal Standard Solution)
안식향산메칠 1g을 메탄올에 녹여 총량을 50㎖로 한다.

H. 염산 (Hydrochloric Acid), HCl
(FW 36.46, ACS Reagent, 37%, Aldrich cat. no. 320331-500ML)

I. 염산시액 0.01㏖/L (Hydrochloric Acid 0.01㏖/L solution)
염산 90㎖에 물을 넣어 1000㎖ (1㏖/L 염산시액)로 하고, 이 액 100㎖에 물을 넣어 1000㎖ (0.1㏖/L 염산시액)로 한다. 다시 0.1㏖/L 염산시액 100㎖에 물을 넣어 1000㎖로 한다. (0.01㏖/L 염산시액)

## (4) Analytical Condition (분석조건)

A. 검출기 (Detector)
UV detector(254㎚)

B. 칼럼 (Column)
옥타데실실릴화한 실리카겔을 충전한 칼럼(I.D. 4㎜, L.15~30㎝)

C. 칼럼온도 (Column Temperature)

25℃

D. 이동상 (Mobile Phase, Eluent)
1-옥탄설폰산나트륨 1.1g을 희석시킨 빙초산(1→100) 1000㎖에 녹인다. 이 액 600㎖에 메탄올·아세토니트릴혼합액(3:2) 400㎖를 넣는다.

E. 내부표준액 (Internal Standard Solution)
안식향산메틸의 메탄올용액(1→50)

F. 유속 (Flow Rate, ㎖/*min*)
치아민의 보유시간이 약 12분이 되도록 조정한다.

## (5) Procedure (실험순서)

A. Preparation Sample solution (검액제조)
①염산치아민정20정 이상을 가지고 그 질량을 정밀하게 단다.
②1정의 평균무게를 정확하게 기록한다.
③염산치아민정 20정 이상을 막자사발로 갈아 가루로 한다.
④염산치아민 약 20㎎에 해당하는 량을 정밀하게 칭량한다.
⑤100㎖ V-flask에 투입하고 0.01㏖/L 염산시액 60㎖를 넣는다.
⑥수욕에서 30분간 가열한 후 세게 흔들어 섞어준다.
⑦식힌 후에 메탄올을 넣어 정확하게 100㎖ 표선을 맞춘다.
⑧원심분리하고 상징액을 정확히 25㎖ 취하여 50㎖ V-flask에 넣는다.
⑨내부표준액 5㎖를 정확히 취하여 넣고 물을 넣어 표선을 맞춘다.
⑩이 액을 검액으로 한다.

B. Preparation Standard solution (표준액제조)
①염산치아민표준품을 준비한다.(미리 수분을 측정한다)
②염산치아민표준품 약 0.1g을 정밀하게 칭량한다.
③50㎖ V-flask에 투입하고 0.01㏖/L 염산시액을 넣어 표선을 맞춘다.
④이 액 10㎖를 정확하게 취하여 100㎖ V-flask에 넣는다.
⑤0.01㏖/L 염산시액 50㎖를 넣고 메탄올을 넣어 표선을 맞춘다.
⑥이 액 25㎖를 정확하게 취하여 50㎖ V-flask에 넣는다.
⑦내부표준액 5㎖를 정확히 취하여 넣고 물을 넣어 표선을 맞춘다.
⑩이 액을 표준액으로 한다.

C. HPLC Injection (분석)
검액 및 표준액 10㎕를 가지고 분석조건으로 액체크로마토그래프법에 따라 시험하여 내부표준물질의 피크면적에 대한 치아민의 피크면적비 $Q_T$ 및 $Q_S$를 구한다.

## (6) Calculation (계산)

$$\text{염산치아민의 양}(mg) = \text{무수물로 환산한 염산치아민표준품의 양}(mg) \times \frac{Q_T}{Q_S} \times \frac{1}{5}$$

## (7) Precision and Accuracy

A. System Performance (시스템의 성능: 분리도 검토)

표준액 10㎕를 가지고 분석조건으로 조작할 때 치아민, 내부표준물질의 순서로 유출하고 그 분리도($R_s$)가 6.0 이상인 칼럼을 쓴다.

## (8) Bibliography (관련문헌)

A. 'Handbook of fine Chemicals', Aldrich advancing Science, Aldrich

B. '대한약전 제9개정', 한국약학대학협의회 약전분과회 편저, 신일북스

C. '의약품분석을 위한 기기분석실무', 이준걸 편저, 오성미디어

D. '대한약전 수재 의약품의 분석', 이준걸 편저, 오성미디어

# 실험보고서(Report)

(1). 실험일시: 20 . . . 실험조: ______조, 성명__________

(2). 실험제목: **염산치아민정의 정량(HPLC법)**

(3). 실험목적: ____________________

____________________

(4). 실험원리: ____________________

____________________

____________________

____________________

(5). 실험순서: (본문참고)

(6). 실험조건:

| Column | | Detector | |
|---|---|---|---|
| Flow(㎖/*min*) | | Column Temp. | |
| Eluent | | | |
| Int. st. sol'n | | | |

(7). 실험결과:

A. 검액의 Chromatogram 및 Peak Table (실험결과물 부착할 것)

B. 표준액의 Chromatogram 및 Peak Table (실험결과물 부착할 것)

## (8). 계산:

$$\text{염산치아민의 양}(mg) = \text{무수물로 환산한 염산치아민표준품의 양}(mg) \times \frac{Q_T}{Q_S} \times \frac{1}{5}$$

∴ 염산치아민의 량(mg) =

## (9) Precision and Accuracy

A. System Performance (시스템의 성능: 분리도 검토)

$$R_s = \frac{T_{r^2} - T_{r^1}}{\frac{W_1 + W_2}{2}} = 2\left(\frac{T_{r^2} - T_{r^1}}{W_1 + W_2}\right)$$

## (10) Discussion (고찰)

# 실험12 염산피리독신 정

# (Pyridoxine Hydrochloride Tablets)

Pridoxine (INN), Pyridoxine Hydrochloride (USP, BP, EP, IP, JP), Pyridoxinhydrochlorid (DAB), Pyridoxine (chlorhydrate de) (FP),
Pyridoxine Hydrochloride Tablets, 비타민 B6 염산염 정
이 약은 정량할 때 표시량의 95.0 ~ 115.0 %에 해당하는 염산피리독신을 함유한다.

## (1) General Discussion

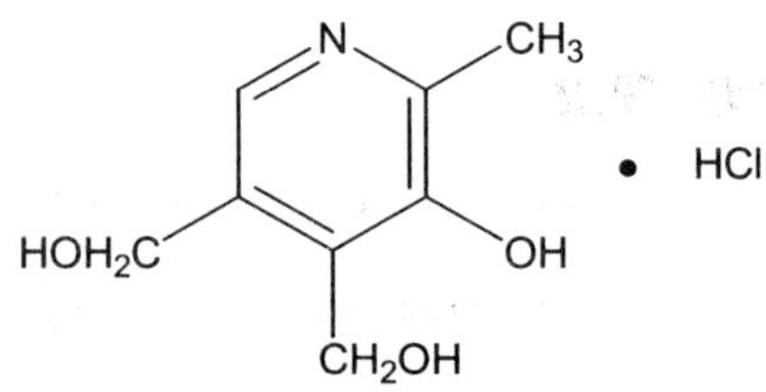


경구투여 시 장관에서 빨리 거의 완전히 흡수된다. pyridoxine은 ATP에서 인산을 받아 피리독신인산이 되고 이것이 산화되어 pyridoxal 인산이 된다. 이들에 관여하는 효소는 간장에 있다. Pyridoxine이 요 중에 그대로 배설되는 양은 20% 이하이며 대부분 pyridoxine산으로 배설된다.

## (2) Apparatus (장치 및 기구)

A. 장치

HPLC(High Performance Liquid Chromatography) System,
Vacuum Filtering System, Chemical Balance, Ultra Pure Water System, Ultra-sonicator

B. 초자기구류

Volumetric Flask(100㎖, 250㎖), Hole Pipet(5㎖, 10㎖), Membrane Filter(pore size 0.45㎛), Micro-Syringe(20㎕ 이상), Mortar, Filler, Desiccator

## (3) Reagents (시약 및 시액)

A. 염산피리독신 (Pyridoxine Hydrochloride), $C_8H_{11}NO_3 \cdot HCl$
(5−Hydroxydopamine Hydrochloride), $(HO)_3C_6H_2CH_2CH_2NH_2 \cdot HCl$
(3,4,5−Trihydroxyphenethylamine Hydrochloride),
(98%, FW 205.64, Sigma-Aldrich, cat. no. 151564-500MG)
(6−Hydroxydopamine Hydrochloride), $C_8H_{11}NO_3 \cdot HCl$
(2,5−Dihydroxytyramine Hydrochloride; 6−OHDA)
(2,4,5−Trihydroxyphenethylamine Hydrochloride)
(2−(2,4,5−Trihydroxyphenyl)ethylamine hydrochloride)
(98%, FW 205.64, Sigma-Aldrich, cat. no. 149802-500MG)

B. 무수카페인 (Caffeine Anhydrous, 1,3,7−Trimethylxanthine), $C_8H_{10}N_4O_2$
(FW 194.19, ReagentPlus®, powder, Aldrich cat. no. C0750-100G)

C. 1−헥산설폰산나트륨 (Sodium Hexanesulfonate), $C_6H_{13}NaO_3S$
(1−Hexanesulfonic Acid Sodium Salts), $CH_3(CH_2)_5SO_3Na$
(98%, FW 188.22, Sigma-Aldrich, cat. no. H5269-25G)
혹은 (≥98%, FW 188.22, Sigma-Aldrich, cat. no. 317411-25G)

D. 메탄올 (MeOH, Methanol), $CH_3OH$
(≥99.9%, CHROMASOLV®, HPLC gradient grade, Aldrich cat. no. 34885-4L-R)

E. 초산 (Acetic Acid), $CH_3COOH$
(≥99.7%, ACS Reagent, Sigma-Aldrich)

F. 내부표준액 (Internal Standard Solution)
무수카페인표준품 약 50㎎을 정밀하게 달아 물을 넣어 녹여 100㎖로 한다.

## (4) Analytical Condition (분석조건)

A. 검출기 (Detector)
UV detector(280㎚)

B. 칼럼 (Column)
옥타데실실릴화한 실리카겔을 충전한 칼럼(I.D. 4㎜, L.15~30㎝)

C. 칼럼온도 (Column Temperature)
실온

D. 이동상 (Mobile Phase, Eluent)

1-헥산설폰산나트륨 약 1.0g을 물 750㎖에 녹이고 메탄올 250㎖ 및 초산 10 ㎖를 넣는다.

E. 유속 (Flow Rate, ㎖/*min*)
염산피리독신의 보유시간이 약 5분이 되도록 조정한다.

## (5) Procedure (실험순서)

A. Preparation Sample solution (검액제조)
①염산피리독신정(신일제약, 피리독신정) 20정의 질량을 정밀하게 단다.
②1정의 평균무게를 정확하게 기록한다.
③염산피리독신정 20정을 막자사발로 갈아 고운가루로 한다.
④염산피리독신 약 40㎎에 해당하는 량을 정밀하게 칭량한다.
⑤100㎖ V-flask에 투입하고 물을 넣어 약 15분간 흔들어 추출한다.
⑥다시 물을 넣어 표선을 정확하게 맞춘다.
⑦이 액을 여과하여 처음 여액 10㎖를 버린다.
⑧다음 여액 5㎖를 정확하게 취하여 100㎖ V-flask에 넣는다.
⑨내부표준액 5㎖를 정확히 취하여 넣고 물을 넣어 표선을 맞춘다.
⑩이 액을 검액으로 한다.

B. Preparation Standard solution (표준액제조)
①염산피리독신표준품을 준비한다.(감압, 실리카겔, 4시간건조)
②약 40㎎을 정밀하게 칭량한다.
③100㎖ V-flask에 투입하고 물을 넣어 표선을 정확하게 맞춘다.
④이 액 5㎖를 정확하게 취하여 100㎖ V-flask에 넣는다.
⑤내부표준액 5㎖를 정확히 취하여 넣고 물을 넣어 표선을 맞춘다.
⑥이 액을 표준액으로 한다.

C. HPLC Injection (분석)
검액 및 표준액 20㎕를 가지고 분석조건으로 액체크로마토그래프법에 따라 시험하여 내부표준물질의 피크면적에 대한 염산피리독신의 피크면적비 $Q_T$ 및 $Q_S$를 구한다.

## (6) Calculation (계산)

$$\text{염산피리독신의 양}(mg) = \text{염산피리독신표준품의 양}\ (mg) \times \frac{Q_T}{Q_S}$$

## (7) Precision and Accuracy

A. System Performance (시스템의 성능: 분리도 검토)

표준액 20㎕를 가지고 분석조건으로 조작할 때 염산피리독신, 내부표준물질의 순서로 유출하고 그 분리도($R_s$)가 3.0 이상인 칼럼을 쓴다.

## (8) Bibliography (관련문헌)


A. 'Handbook of fine Chemicals', Aldrich advancing Science, Aldrich

B. '대한약전 제9개정', 한국약학대학협의회 약전분과회 편저, 신일북스

C. '의약품분석을 위한 기기분석실무', 이준걸 편저, 오성미디어

D. '대한약전 수재 의약품의 분석', 이준걸 편저, 오성미디어

# 실험보고서(Report)

(1). 실험일시: 20 . . . 실험조: ____조, 성명__________

(2). 실험제목: 염산피리독신의 정량(HPLC법)

(3). 실험목적: ____________________

____________________

(4). 실험원리: ____________________

____________________

____________________

____________________

(5). 실험순서: (본문참고)

(6). 실험조건:

| Column | | Detector | |
|---|---|---|---|
| Flow(㎖/*min*) | | Column Temp. | |
| Eluent | | | |
| Int. st. sol'n | | | |

(7). 실험결과:

A. 검액의 Chromatogram 및 Peak Table (실험결과물 부착할 것)

B. 표준액의 Chromatogram 및 Peak Table (실험결과물 부착할 것)

**(8). 계산:**

$$\text{염산피리독신의 양}(mg) = \text{염산피리독신표준품의 양}\ (mg) \times \frac{Q_T}{Q_S}$$

∴ 염산피리독신의 량(mg) =

**(9) Precision and Accuracy**

A. System Performance (시스템의 성능: 분리도 검토)

$$R_s = \frac{T_{r^2} - T_{r^1}}{\frac{W_1 + W_2}{2}} = 2\left(\frac{T_{r^2} - T_{r^1}}{W_1 + W_2}\right)$$

**(10) Discussion (고찰)**

# 실험13 질산치아민(Thiamine Nitrate)

Thiamine Nitrate (BP, EP, JP), $C_{12}H_{17}N_5O_4S$ : 327.36
Thiamine (INN), Thiamine Mononitrate (USP, IP),
Thiaminnitrat (DAB),
합성 비타민 B1 [피리미딘-치아졸 계]
이 약을 건조한 것은 정량할 때 질산치아민 98.0~102.0 % 를 함유한다.

## (1) General Discussion

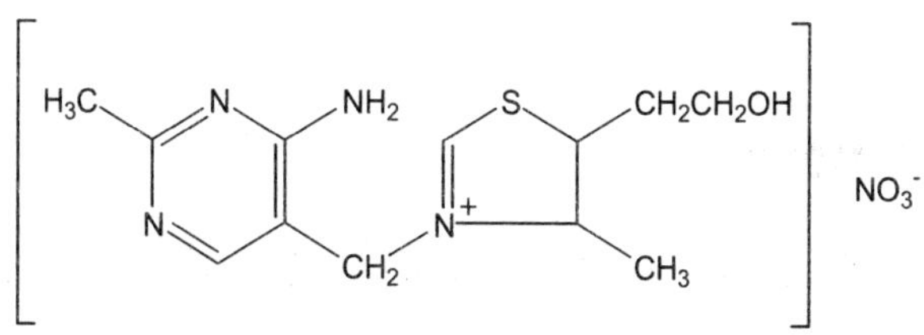


치아민은 유기산 또는 무기산과 mono 또는 di 염을 형성한다. 가장 많이 쓰는 것이 치아민 di 염산염이나 이 약과 같이 비타민 B1의 황산염 · 염산염에 질산나트륨의 용액을 가하여 생성된 불용성 비타민 질산염은 물에 난용성이고 또 흡습성이 적어 비타민 B1 보다 안정하므로 복합제, 식품강화제로 많이 사용된다. 정량은 염산치아민의 정량법에 따라 시험한다.

## (2) Apparatus (장치 및 기구)

A. 장치

HPLC(High Performance Liquid Chromatography) System,
Vacuum Filtering System, Chemical Balance, Ultra Pure Water System, Ultra-sonicator

B. 초자기구류

Volumetric Flask(50㎖), Hole Pipet(5㎖, 10㎖), Membrane Filter(pore size 0.45㎛), Micro-Syringe(20㎕ 이상), Filler

## (3) Reagents (시약 및 시액)

A. 염산치아민 (Thiamine Hydrochloride, Aneurine Hydrochloride) (Vitamin $B_1$ Hydrochloride), $C_{12}H_{17}ClN_4OS \cdot HCl$
(≥99% (TLC), Reagent Grade, Aldrich, cat. no. T4625-250G)

B. 질산치아민 (Thiamine Nitrate)
(Vitamin $B_1$ Nitrate), $C_{12}H_{17}N_5O_4S$ (원료의약품 준비)

C. 안식향산메칠 (Methyl Benzoate), $C_6H_5COOCH3$
(99%, FW 136.15, Aldrich, cat. no. M29908-500G)
순도시험: 이 약(무색투명한 액체) 약 0.1㎖를 '염산치아민' 정량법의 이동상에 녹여 50㎖로 한다. 이 액 10㎕를 가지고 '염산치아민' 정량법의 분석조건에 따라 HPLC법으로 시험할 때 주 피크 보유시간의 약 2배의 범위에 대하여 각각의 피크면적을 측정하여 면적백분율법에 따라 안식향산메칠의 양을 구할 때 99.0% 이상이다.

D. 메탄올 (MeOH, Methanol), $CH_3OH$
(≥99.9%, CHROMASOLV®, HPLC gradient grade, Aldrich cat. no. 34885-4L-R)

E. 1-옥탄설폰산나트륨 (1-Octanesulfonic Acid Sodium Salts)
$CH_3(CH_2)_7SO_3Na$
(ion-pairing reagent for HPLC Analysis of Peptide and proteins)
(98%, FW 216.27, Aldrich, cat. no. O8380-25G)

F. 아세토니트릴 (ACN, Acetonitrile, Methyl Cyanide), $CH_3CN$
(CHROMASOLV®gradient grade ≥99.9%, Aldrich cat. no. 34851-4L)

G. 빙초산 (Glacial Acetic Acid), Glacial $CH_3COOH$
(≥99.7%, ACS Reagent, Sigma-Aldrich, Cat. No.320099-500㎖)

H. 내부표준액 (Internal Standard Solution)
안식향산메칠 1g을 메탄올에 녹여 총량을 50㎖로 한다.

## (4) Analytical Condition (분석조건)

A. 검출기 (Detector)
UV detector(254㎚)

B. 칼럼 (Column)
옥타데실실릴화한 실리카겔을 충전한 칼럼(I.D. 4㎜, L.15~30㎝)

C. 칼럼온도 (Column Temperature)

25~30℃

D. 이동상 (Mobile Phase, Eluent)
1-옥탄설폰산나트륨 1.1g을 희석시킨 빙초산(1→100) 1000㎖에 녹인다. 이 액 600㎖에 메탄올·아세토니트릴혼합액(3:2) 400㎖를 넣는다.

E. 내부표준액 (Internal Standard Solution)
안식향산메틸의 메탄올용액(1→50)

F. 유속 (Flow Rate, ㎖/*min*)
치아민의 보유시간이 약 12분이 되도록 조정한다.

## (5) Procedure (실험순서)

A. Preparation Sample solution (검액제조)
①질산치아민(원료의약품)을 준비한다.(미리 건조한다.)
②약 0.1g을 정밀하게 달아 50㎖ V-flask에 투입한다.
③이동상을 넣어 녹인 다음 표선을 정확하게 맞춘다.
④이 액 10㎖를 정확하게 취하여 50㎖ V-flask에 투입한다.
⑤내부표준액 5㎖를 정확하게 넣는다.
⑥이동상으로 표선을 정확하게 맞추어 넣고 검액으로 한다.

B. Preparation Standard solution (표준액제조)
①염산치아민표준품을 준비한다.(미리 수분을 측정한다.)
②약 0.1g을 정밀하게 달아 50㎖ V-flask에 투입한다.
③이동상을 넣어 녹인 다음 표선을 정확하게 맞춘다.
④이 액 10㎖를 정확하게 취하여 50㎖ V-flask에 투입한다.
⑤내부표준액 5㎖를 정확하게 넣는다.
⑥이동상으로 표선을 정확하게 맞추어 넣고 표준액으로 한다.

C. HPLC Injection (분석)
검액 및 표준액 10㎕를 가지고 분석조건으로 액체크로마토그래프법에 따라 시험하여 내부표준물질의 피크면적에 대한 치아민의 피크면적비 $Q_T$ 및 $Q_S$를 구한다.

## (6) Calculation (계산)

$$\text{질산치아민의 양}(mg) = \text{무수물로 환산한 염산치아민표준품의 양}(mg) \times \frac{Q_T}{Q_S} \times 0.9706$$

## (7) Precision and Accuracy

A. System Performance (시스템의 성능: 분리도 검토)
표준액 10μℓ를 가지고 분석조건으로 조작할 때 치아민, 내부표준물질의 순서로 유출하고 그 분리도($R_s$)가 6.0 이상인 칼럼을 쓴다.

## (8) Bibliography (관련문헌)

A. 'Handbook of fine Chemicals', Aldrich advancing Science, Aldrich
B. '대한약전 제9개정', 한국약학대학협의회 약전분과회 편저, 신일북스
C. '의약품분석을 위한 기기분석실무', 이준걸 편저, 오성미디어
D. '대한약전 수재 의약품의 분석', 이준걸 편저, 오성미디어

# 실험보고서(Report)

(1). 실험일시: 20 . . . 실험조: _____조, 성명__________

(2). 실험제목: 질산치아민의 정량(HPLC법)

(3). 실험목적: ______________________________

______________________________

(4). 실험원리: ______________________________

______________________________

______________________________

______________________________

(5). 실험순서: (본문참고)

(6). 실험조건:

| Column | | Detector | |
|---|---|---|---|
| Flow(mℓ/*min*) | | Column Temp. | |
| Eluent | | | |
| Int. st. sol'n | | | |

(7). 실험결과:

A. 검액의 Chromatogram 및 Peak Table (실험결과물 부착할 것)

B. 표준액의 Chromatogram 및 Peak Table (실험결과물 부착할 것)

## (8). 계산:

질산치아민의 양$(mg)$= 무수물로 환산한 염산치아민표준품의양 $(mg) \times \frac{Q_T}{Q_S} \times 0.9706$

∴ 질산치아민의 량(mg) =

## (9) Precision and Accuracy

A. System Performance (시스템의 성능: 분리도 검토)

$$R_s = \frac{T_{r^2} - T_{r^1}}{\frac{W_1 + W_2}{2}} = 2\left(\frac{T_{r^2} - T_{r^1}}{W_1 + W_2}\right)$$

## (10) Discussion (고찰)

# 실험14 초산토코페롤(Tocopherol Acetate)

Alpha Tocopheryl Acetate (BP), α-Tocopherol Acetate (EP), Tocopherol Acetate (JP), α-Tocopherolacetat (DAB) ; $C_{31}H_{52}O_3$ : 472.74
비타민 E 초산에스텔, 초산 dl-α-토코페롤
이 약은 정량할 때 초산 dl-α-토코페롤 96.0 ~ 102.0 %를 함유한다.

## (1) General Discussion

합성 비타민 E [벤조피란]

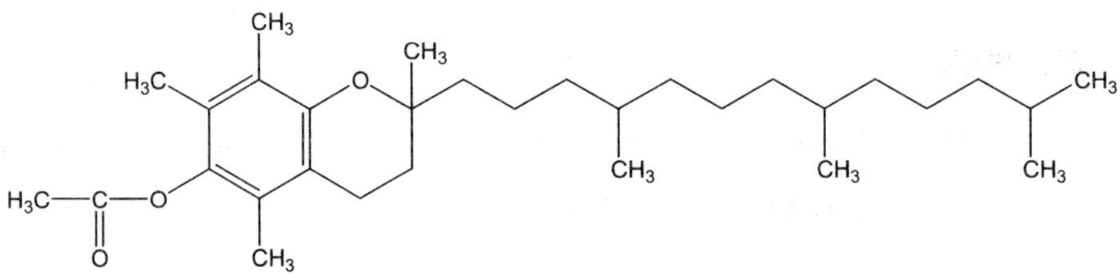

체내의 산화상태의 증가는 노화 뿐 만 아니라 암이나 심혈관계 질환을 유발시키는 중요한 요인으로 알려져 있는데 여러 연구결과에 따르면 비타민 E, 카로틴, 비타민 C와 같은 항산화제는 체내의 자유 라디칼을 제거하여 체내의 과산화물의 생성을 감소시켜 노화, 암, 심혈관계 질환에 유리한 효과를 나타내었다고 보고하였다. 특히 비타민 E는 세포막에 존재하는 불포화지방산이 과산화되는 것을 막는 항산화제로 작용하며, 산화 스트레스(Oxidative stress)에 대하여 생체를 보호할 수 있는 물질로 증명되고 있다.

비타민 E는 메틸기가 붙은 위치와 수 그리고 이중결합의 유무에 따라 α-, β-, γ-, δ- 토코페롤 또는 토코트리에놀이라고 명명한다. 이들 8개의 isomer들은 각각 그 생리활성 정도가 다르며 따라서 정확한 생리활성도를 측정하기 위해서는 이들 8가지 화합물을 각기 분석해야 한다. 식품 중 비타민 E를 분석하기 위해서는 복잡한 food matrix로부터 먼저 비타민 E를 추출하여야 한다. 비타민 E의 추출에는 검화방법(Saponification), Soxhlet추출법, 직접용매 추출법(direct solvent extraction) 등이 이용되고 있다.[참고5]

## (2) Apparatus (장치 및 기구)

A. 장치

HPLC(High Performance Liquid Chromatography) System,
Vacuum Filtering System, Chemical Balance, Ultra Pure Water System, Ultra-sonicator

B. 초자기구류

Volumetric Flask(50㎖), Membrane Filter(pore size 0.45㎛), Micro-Syringe(20㎕ 이상)

## (3) Reagents (시약 및 시액)

A. 초산토코페롤 표준품 (Vitamin E acetate, *O*-Acetyl-α-tocopherol) (DL-α-Tocopherol acetate; DL-α-Tocopheryl acetate), $C_{31}H_{52}O3$ (96%, FW 472.74, Aldrich, cat. no. 248177-100G)

B. 초산토코페롤 (원료의약품)

C. 무수에탄올 (Ethanol anhydrous), $CH_3CH_2OH$, $C_2H_6O$
(HPLC/Spectrophotometric grade, Aldrich, cat. no. 459828-2L)

D. 메탄올 (MeOH, Methanol), $CH_3OH$
(≥99.9%, CHROMASOLV®, HPLC gradient grade, Aldrich cat. no. 34885-4L-R)

## (4) Analytical Condition (분석조건)

A. 검출기 (Detector)
UV detector(284㎚)

B. 칼럼 (Column)
옥타데실실릴화한 실리카겔을 충전한 칼럼(I.D. 4㎜, L.15~30㎝)

C. 칼럼온도 (Column Temperature)
실온

D. 이동상 (Mobile Phase, Eluent)
메탄올/물 = 49/1(V/V)

E. 유속 (Flow Rate, ㎖/*min*)
초산토코페롤의 보유시간이 약 12분이 되도록 조정한다.

## (5) Procedure (실험순서)

A. Preparation Sample solution (검액제조)

①초산토코페롤(원료의약품)을 준비한다.

②약 50㎎을 정밀하게 달아 50㎖ V-flask에 투입한다.

③무수에탄올을 넣어 잘 녹인다.

④표선을 정확하게 맞추어 넣고 검액으로 한다.

B. Preparation Standard solution (표준액제조)

①초산토코페롤 표준품을 준비한다.

②약 50㎎을 정밀하게 달아 50㎖ V-flask에 투입한다.

③무수에탄올을 넣어 잘 녹인다.

④표선을 정확하게 맞추어 넣고 표준액으로 한다.

C. HPLC Injection (분석)

검액 및 표준액 20㎕를 가지고 분석조건으로 액체크로마토그래프법에 따라 시험하여 각 액의 초산토코페롤의 피크높이 $H_T$ 및 $H_S$를 구한다.

## (6) Calculation (계산)

$$\text{초산토코페롤의 양}(mg) = \text{초산토코페롤 표준품의 양}\ (mg) \times \frac{H_T}{H_S}$$

## (7) Precision and Accuracy

A. System Performance (시스템의 성능: 분리도 검토)

이 약 및 토코페롤 50㎎씩을 무수에탄올 50㎖에 녹인다. 이 액 20㎕를 가지고 분석조건으로 조작할 때 토코페롤, 초산토코페롤의 순서로 유출하고 그 분리도가 2.6 이상이다.

B. Reproducibility (시스템의 재현성)

표준액 20㎕를 가지고 분석조건으로 6 회 반복하여 주입할 때 초산토코페롤의 피크높이의 상대표준편차(%RSD)는 0.8% 이하이다.

## (8) Bibliography (관련문헌)


A. 'Handbook of fine Chemicals', Aldrich advancing Science, Aldrich

B. '대한약전 제9개정', 한국약학대학협의회 약전분과회 편저, 신일북스

C. '의약품분석을 위한 기기분석실무', 이준걸 편저, 오성미디어

D. '대한약전 수재 의약품의 분석', 이준걸 편저, 오성미디어

E. '식품 중 토코페롤 분석법에 관한 연구', 충북대학교, 식품의약품안전청

## 참고14 식품 중 비타민 E 추출법

1) 직접용해법: 유지류에 적용
유지류의 경우 일정량의 시료(약 1.0g)를 이동상에 용해시킨 후 membrane filter 후 직접 HPLC에 주입하여 분석한다.

2) 직접용매 추출법(direct solvent extraction): 두류, 견과류에 적용

100㎖-비이커에 시료 2g 칭량
⇩
80℃ 이상의 증류수 4㎖첨가
⇩
Isopropanol 10㎖ 첨가
⇩
무수 $MgSO_4$를 첨가
⇩
추출용매 25㎖을 첨가
⇩
Polytron homogenizer로 1분간 실시
⇩
Bell jar filtration 장치로 여과
⇩
Isopropanol 5㎖ 첨가
⇩
추출용매 30㎖를 첨가
⇩
Polytron homogenizer로 1분간 실시
⇩
Bell jar filtration 장치로 여과
⇩
100㎖ V-flask로 여과액 이동
⇩
추출용매로 정용
⇩
Membrane filter후 순상 HPLC 분석

3) Soxhlet 추출법:
곡류, 곡류가공품에 적용.
Soxhlet 추출기를 이용하여 지방질을 추출한 후 100㎖로 정용하고 HPLC로 분석한다.

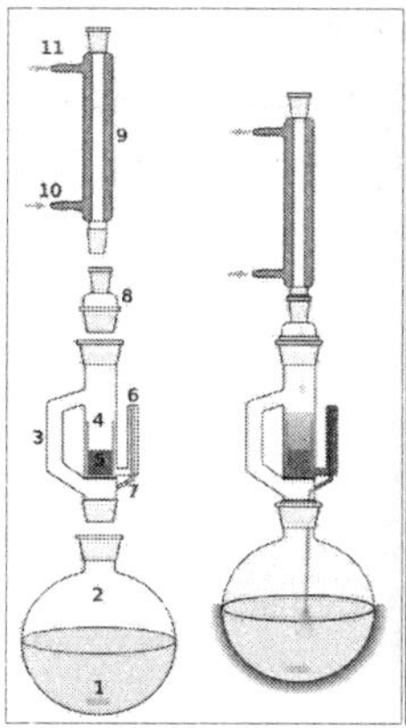


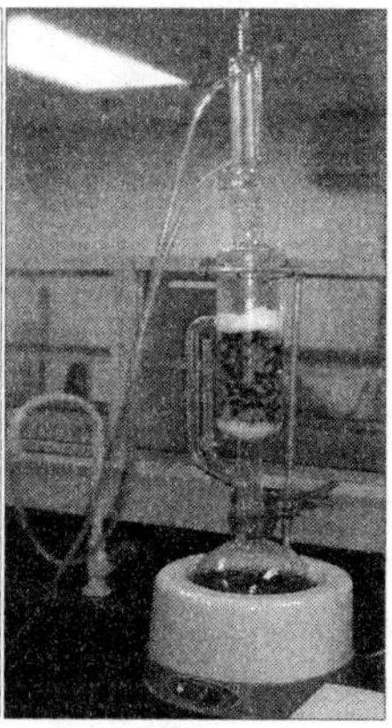

4) 검화법(saponification): 채소류, 과일류, 육류, 어패류, 해조류, 버섯류, 유제품류, 조리가공 식품류, 전통식품류에 적용

제작용기에 시료 7.5~8.0g 칭량
⇩
6% Pyrogaloll 20㎖ 첨가
⇩
$N_2$ gas 충진 후, 초음파로 1분간 균질화
⇩
60%-KOH 8㎖를 첨가
⇩
$N_2$ gas를 재충진
⇩
Air Condenser 연결
⇩
70℃ 수욕 상에서 50분간 검화 (Shaking 80)
⇩
검화 후 냉각시킴
⇩
2%-NaCl 넣고 30%-에탄올로 조정
⇩
추출용매로 3번 반복 추출
⇩
층 분리하여 상징액만을 수거
⇩
50㎖ V-flask로 상징액을 모음
⇩
추출용매로 정용
⇩
Membrane filter후 순상 HPLC 분석

* 비타민제제는 비타민 E 초산에스테르 형태를 함유하고 있기 때문에 검화법을 이용하면 생리활성이 67%인 비타민 E 초산에스테르 형태가 생리활성이 100%인 α-Tocopherol 과 함께 분석되어 과대평가 된다. 따라서 토코페롤의 정확한 생리활성 측정을 위해서는 직접용매 추출법으로 추출하는 것이 좋다.

또한 비타민 제제 분석에 중한한 점은 추출용매에 BHT가 포함되어 있는데 BHT의 농도를 매우 낮게 유지해 주어야 한다. 그 이유는 BHT peak에 이어 바로 α-Tocopherol acetate peak가 나오기 때문이다.

# 실험보고서(Report)

**(1). 실험일시:** 20 . . . **실험조:** _____조, **성명**__________

**(2). 실험제목:** **초산토코페롤의 정량(HPLC법)**

**(3). 실험목적:** ________________________________________

________________________________________

**(4). 실험원리:** ________________________________________

________________________________________

________________________________________

________________________________________

**(5). 실험순서: (본문참고)**

**(6). 실험조건:**

| Column | | Detector | |
|---|---|---|---|
| Flow(㎖/*min*) | | Column Temp. | |
| Eluent | | | |
| Int. st. sol'n | | | |

**(7). 실험결과:**

A. 검액의 Chromatogram 및 Peak Table (실험결과물 부착할 것)

B. 표준액의 Chromatogram 및 Peak Table (실험결과물 부착할 것)

**(8). 계산:**

$$초산토코페롤의\ 양(mg) = 초산토코페롤\ 표준품의\ 양\ (mg) \times \frac{H_T}{H_S}$$

∴ 초산토코페롤의 량(mg) =

**(9) Precision and Accuracy**

A. System Performance (시스템의 성능: 분리도 검토)

1). 피크가 대칭인 경우

$$R_s = \frac{T_{r^2} - T_{r^1}}{\frac{W_1 + W_2}{2}} = 2\left(\frac{T_{r^2} - T_{r^1}}{W_1 + W_2}\right)$$

2). 피크가 비대칭인 경우

$$R_s = 2\left(\frac{t_{R2} - t_{R1}}{1.70(W_{0.5h1} + W_{0.5h2})}\right),$$ $t_{R1}, t_{R2}$ : 두 물질의 유지시간. 단, $t_{R1} < t_{R2}$

B. Reproducibility (시스템의 재현성)

표준액 20$\mu\ell$를 가지고 6 회 반복하여 주입할 때 초산토코페롤의 피크 높이의 상대표준편차(%RSD)가 0.8% 이하인가를 확인한다.

피크높이($H_S$)의 상대표준편차(%RSD)를 구해보자.

| | 1회 | 2회 | 3회 | 4회 | 5회 | 6회 |
|---|---|---|---|---|---|---|
| 초산토코페롤 표준액의 피크높이($H_S$): $x_i$ | | | | | | |

$$\bar{x} = \frac{(\quad)+(\quad)+(\quad)+(\quad)+(\quad)+(\quad)}{6} =$$

| sample | $x_i$ | $x_i - \bar{x}$ | $(x_i - \bar{x})^2$ |
|---|---|---|---|
| 1 | | | |
| 2 | | | |
| 3 | | | |
| 4 | | | |
| 5 | | | |
| 6 | | | |
| $\sum$ | | | |

측정값이 유한개(6개) 이므로 표준편차(σ)는 다음과 같이 구할 수 있다.

$$\sigma = \sqrt{\frac{\sum_{i=1}^{N}(x_i - \bar{x})^2}{N-1}} = \sqrt{\frac{(\qquad)}{6-1}} =$$

% RSD = ( σ / $\bar{x}$ ) ×100 이므로,

$$\therefore \ \%RSD = \frac{\sigma}{\bar{x}} \times 100 = \qquad \%$$

## (10) Discussion (고찰)

# 제4장

## 부록

실험1. 구연산나트륨 (Sodium Citrate)
실험2.

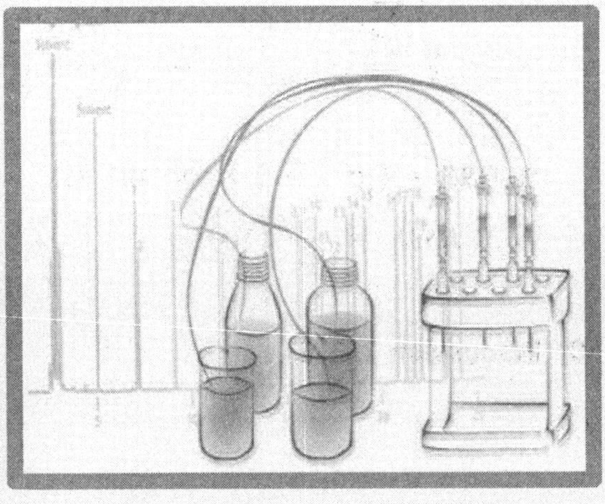

# 부록 1. 흡광광도계 Cell 세척방법

셀을 깨끗하게 하는 것은 분광광도계의 기본이다. 전 측정에 의한 잔류물은 후 측정의 부정확, 저감도, 정밀성의 부족을 야기 시킨다. 셀을 청소하는데 있어서 제거할 물질(시료)이 무엇인지 아는 것이 중요하다.

주의사항:

형광물질측정 시에는 셀 청소 후 저장은 Nitric Acid (5M)에 하고 사용 전에 다량의 물로 세척 후 사용한다.

일반적인 고려사항:

사용 중 셀을 깨끗하게 유지하는 것은 셀 수명에 있어서 가장 중요한 요소이다. 하루 중에 셀을 마른 상태로 두지 말아야 한다. 사용 중에 셀을 용매나 통에 보존 하는 경우 사용하는 물질이 마르거나 달라붙지 않을 것이다. 셀 표면을 닦을 경우는 부드러운 천이나 렌즈전용 용지만 사용한다. 대부분의 종이 제품들은 섬유질을 함유하고 있어서 셀 표면을 망가트릴 수 있다. 일과 종료 시, 사용한 셀들이 깨끗하게 청소가 되어 건조 후 적당한 용기에 담겨져 있는지 확인하여야 한다.
또한 세척 시 초음파세척기를 사용하는 경우는 주파수 차이에 의한 공진 현상으로 인해 파손의 위험이 있으므로 사용을 금지한다.

| 시료용매 별 | Cell 세척 권장 방법 |
|---|---|
| 수용성 Protein, DNA, Biologics | Warm water with **detergent** (Use a neutral pH detergent if available) → **Dilute acid rinse** (Dilute Hydrochloric acid (2M) or Nitric Acid (2M)) → **Copious water rinse** (Use a pure water like deionized, distilled or RO and rinse at least 10 times) |
| 수용성 Salt solution | Warm water → **Acid rinse** (Hydrochloric (5M) acid or Nitric Acid (5M)) → copious water rinse |

| | |
|---|---|
| | 주의: 5M Nitric acid: Do not use this treatment on Anti-reflection or mirror coated cell's |
| 수용성 Basic solutions | Warm water with detergent → Dilute acid rinse → Copious water rinse |
| 유기 Oil based | Rinse with solvent → Warm water with detergent → Dilute acid rinse → Copious water rinse |
| 유기 Alcohol solutions | **Rinse with solvent** (Rinse with the solvent that solvated your sample in the first place!) → Copious water rinse |
| 유기 Acidic solutions | Rinse with solvent → Copious water rinse |
| 유기 Basic solutions | Rinse with solvent → Dilute acid rinse → Copious water rinse |

# 부록 2. 식품분석항목별 HPLC 기기분석조건

| 분석항목 | Detector | Column | Mobaile Phase | Flow rate | Injection volume |
|---|---|---|---|---|---|
| 삭카린나트륨 | UV<br>210nm | u-Bondapak C18<br>3.9×300mm | 10% TPA-OH 20.3mℓ<br>/MeOH : D.W (30:70)<br>1L⇒ pH4.0 | 1.0mℓ/min | 20$\mu\ell$ |
| Vitamin B6 | UV<br>294nm | u-Bondapak C18<br>3.9×300mm | D.W : MeOH = 4 : 1<br>(pH3.25, pic 1.6742) | 1.0mℓ/min | 20$\mu\ell$ |
| Vitamin E | UV<br>295nm | Metasil 5u<br>Silica 3.9×300mm | n-Hexane : IPA<br>= 999 : 1 | 1.5mℓ/min | 20$\mu\ell$ |
| Vitamin D | UV<br>254nm | u-Bondapak C18<br>7.8×300mm | ACN : MeOH = 1 : 1 | 2.0mℓ/min | 200$\mu\ell$ |
| | UV<br>254nm | Metasil 5u<br>Silica 3.9×150mm | 0.4% IPA in n-Hexane | 1.5mℓ/min | 200$\mu\ell$ |
| Vitamin A | UV<br>326nm | Metasil 5u<br>Silica 3.9×150mm | n-Hexane : IPA<br>= 990 : 10 | 1.5mℓ/min | 20$\mu\ell$ |
| 라이코펜 | UV<br>450nm | u-Bondapak C18<br>3.9×300mm | ACN : MeOH<br>= 85 : 15 | 1.0mℓ/min | 20$\mu\ell$ |
| 산화방지제<br>(BHA,BHT,TBHQ<br>,PG) | UV<br>280nm | u-Bondapak C18<br>3.9×300mm | D.W : ACN : HAc<br>= 35 : 60 : 5 | 1.0mℓ/min | 20$\mu\ell$ |
| 산화방지제<br>(EDTA) | UV<br>255nm | u-Bondapak C18<br>3.9×300mm | 0.01MTBA-OH/Ethanol<br>= 19 : 1 | 1.0mℓ/min | 20$\mu\ell$ |
| 홍삼, 인삼성분<br>확인시험 | UV<br>203nm | u-Bondapak C18<br>3.9×300mm | ACN : D.W = 30 : 70 | 1.3mℓ/min | 20$\mu\ell$ |
| 아플라톡신 B1 | 형광365nm<br>속정418nm | u-Bondapak C18<br>3.9×300mm | D.W : ACN = 7 : 3 | 1.3mℓ/min | 20$\mu\ell$ |
| 당분석 | RI | Cabohydrate<br>3.9×300mm | D.W : ACN = 17 : 83 | 1.0mℓ/min | 20$\mu\ell$ |
| 글루코사민 | RI (40℃) | Cabohydrate<br>3.9×300mm | D.W : ACN = 25 : 75 | 0.8mℓ/min | 20$\mu\ell$ |

# 부록 3. HPLC Trouble shooting

## 1. 피크 관련 문제 (Peaks)

A. Broad peaks

| 발생 가능 문제 | 해결 방법 |
|---|---|
| 시료 과량 주입으로 인한 (sample -overload) 분석대상물질(Analytes)이 빨리 용출되어 분리됨 | ☞시료를 1:10으로 희석하여 다시 인젝션 |
| 검출기 셀(detector-cell) 부피 용량이 너무 큼 | ☞감도의 손실이 없는 범위에서 가능한 작은 용량의 검출기 셀을 사용<br>☞시스템 내에서 열교환기(heat exchanger)가 없는 검출기를 사용 |
| 주입 용량이 너무 많음 | ☞용질(solute)에 적합하게 주입용매(injection solvent)의 용매 세기를 감소.<br>☞더 적은 양을 주입 |
| 칼럼의 부피 용량이 많음 | ☞더 낮은 용량이나 내부 가외용량(zero-dead volume:데드볼륨) 앤드피팅(end fitting) 및 커넥터 사용.<br>☞코넥터 튜빙을 가능한 작은 사이즈를 사용(<0.1" I.D), 적합한 피팅을 사용하여 커넥터 튜빙 |
| 이동상 용매의 점성(viscosity)이 큼 | ☞칼럼 온도를 높임, 낮은 점성의 용매로 변경 |
| 인젝터 밸브에서 피크 분산(peak dispersion) | ☞인젝터 샘플 루프 사이즈 감소, 루프내의 샘플 앞과 뒷부분에 에어버블(Air bubble) 주입 |

| | |
|---|---|
| 칼럼 효율의 감소 | ☞더 작은 사이즈의 입자로 충진(smaller-particle-diameter)해서 사용, 더 낮은 점도의 이동상을 사용(lower viscosity mobile phase), 높은 칼럼 온도(higher column temperature) 사용, 또는 낮은 유량(lower flow rate)사용 |
| 머무름 시간이 너무 길다. | ☞기울기 용리 분석(Gradient elution) 또는 더 강한 단일 용매 이동상 사용(Isocratic elution) |
| 데이터 시스템의 샘플 추출(Sampling:샘플링) 비율이 너무 낮음 | ☞샘플링 빈도 (Sampling frequency)를 증가 |
| 느린 검출기 시간 상수(detector time constant) | ☞피크 너비(peak width)와 적합한 시간 상수 조정 |
| 몇 개의 피크가 늘어지는 현상 - 바로 직전의 주입으로부터 분석대상 물질이 칼럼 내에 잔류하여 늦어진 용리 시간으로 인해 발생 | ☞분석 마지막 단계에 강한 용매를 사용하여 칼럼을 씻어 냄. Gradient 마지막에는 높은 용매 농도를 사용함. |

B. Ghost peaks

| 발생 가능 문제 | 해결 방법 |
|---|---|
| 오염(contamination)으로 인해 ghost peak 출현 | ☞칼럼을 깨끗이 씻어서 오염인자 제거; HPLC-grade 용매 사용 |
| 바로 직전의 주입으로부터 분석대상 물질이 칼럼 내에 잔류하여 늦어진 용리시간으로 인해 발생 | ☞분석 마지막 단계에 강한 용매를 사용하여 칼럼을 씻어 냄. Gradient 마지막에는 높은 용매 농도를 사용함. |

| | |
|---|---|
| 이온쌍크로마토그래피 (ion-pair chromatography) 잘못된 평형 상태로 기인 | ☞이동상 내에서의 샘플을 준비, 주입 용량 감소하여 실험 |
| 펩티드 구조 (peptide mapping)에서의 트리플루오르아세트산의 산화 (Trifluor-acetic Acid) | ☞트리플루오르아세트산 용액을 매일 새로 준비해서 사용, 산화방지제(antioxidant) 사용 |
| 역상 크로마토그래피 (RP-chromatography) - 오염된 물로 인해 | ☞칼럼을 통과하는 총량과 농축시간의 작용으로 인한 간섭으로 인하여 나타난 피크 높이의 다른 결과로부터 사용하는 물의 적합성 체크; 오래된 역상 칼럼을 사용하는 경우 고 순도의 물 사용; HPLC grade 물 사용. |
| 샘플로부터 미지 간섭의 발생. | ☞샘플주입에 앞서 전처리(clean-up) 및 분획농축과정 사용 |

C. Negative peaks

| 발생 가능 문제 | 해결 방법 |
|---|---|
| 굴절률 검출기(RI detector) - 이동상보다 용질의 굴절률이 더 작은 경우에 발생 | ☞reverse polarity로 피크를 위쪽(positive)으로 만들어 줌. |
| UV-Vis 흡광도 검출기 - 이동상(mobile phase)보다 용질(solute)의 흡광도가 낮은 경우 | ☞낮은 UV 흡광도와 함께 이동상 사용<br>☞재순환 사용 용매(recycling solvent)를 사용하는 경우, 재사용된 솔벤트가 검출에 영향을 미치는 경우 recycling solvent 사용 중지! |

D. Peak doubling

| 발생 가능 문제 | 해결 방법 |
|---|---|

| | |
|---|---|
| 프리트 막힘(Blocked frit) | ☞새 프리트로 교체(clean frit)<br>☞펌프(pump)와 인젝터(injector) 사이에 5μm 다공성 인라인필터(in-line filter)를 장착하여 이동상 오염을 제거 또는<br>☞인젝터와 칼럼(column) 사이에 설치하여 샘플 오염을 제거. |
| 간섭을 미치는 화합물이 함께 용리되는 경우<br>(co-elution of interfering compound) | ☞샘플 전처리(clean up) 또는 분획농축(prefractionation) 과정 사용<br>☞이동상(mobile phase) 또는 고정상(stationary phase)을 변경하여 선택성(selectivity) 조절. |
| 선행된 주입(직전 분석에서)으로 인하여 간섭을 미치는 화합물이 함께 용리되는 경우 | ☞분석 마지막 단계에서 강한 용매를 사용하여 칼럼을 씻어냄(column flush - end of run)<br>☞마지막 용매 기울기 변화를(end gradient) 높은 용매 농도로 설정(end gradient at higher solvent concentration) |
| 칼럼 과량주입<br>(column overloaded) | ☞더 높은 용량의 고정상을 사용<br>☞칼럼 직경 증가하거나<br>☞샘플 총량을 감소하여 주입 |
| 칼럼에 빈 공간<br>(보이드 : void) 또는 채널링(channeling) | ☞칼럼 교체<br>☞특수한 경우, 칼럼 상단의 엔드 피팅을 열고, 깨끗이 한 후 glass bead 또는 동일한 칼럼 패킹으로 칼럼 내의 빈 공간(void)을 채운 후 칼럼을 다시 밀봉(packing) |
| 너무 강한 솔벤트(solvent) 주입 | ☞약한 주입 용매 사용 또는 강한 이동상 사용 |

| 인젝터 유로에 잔류 (unswept injector flow path) | ☞인젝터 로터(rotor) 교체 |
|---|---|

E. Peak fronting

| 발생 가능 문제 | 해결 방법 |
|---|---|
| 칼럼 내 채널링 (channeling) 발생 | ☞칼럼 교체 또는 다시 봉인(repack). |
| 칼럼 과량주입 (column overloaded) | ☞더 높은 용량의 고정상을 사용<br>☞칼럼 직경 증가하거나<br>☞샘플 총량을 감소하여 주입 |

F. Peak tailing

| 발생 가능 문제 | 해결 방법 |
|---|---|
| 염기성 용질-실라놀(silanol) 상호 반응 | ☞트리에틸아민(triethylamine)과 같은 >?>원 사용<br>☞더 강한 이동상 사용<br>☞비 활성화된 상태의 실리카(silica-based)의 역상 칼럼 사용(reverse phase column)<br>☞중합체-고분자 칼럼 사용(polymeric column) |
| 피크가 배가되기 시작할 때 (peak doubling beginning) | ☞극미량의 금속만이 포함된 높은 순도의 실리카계열 칼럼 사용(high purity silica based column)<br>☞이동상에 EDTA 또는 킬레이트(chelating) 화합물 추가<br>☞중합체-고분자 칼럼 사용(polymeric column) |

| | |
|---|---|
| Silica-based column- 높은 pH 에서 분해 또는 성능 저하 | ☞중합체(polymeric), 입체 구조적으로 안정되어 있거나(sterically protected) 또는 high-coverage reversed-phase 칼럼 사용<br>☞펌프와 인젝터 사이에 실리카겔 포화칼럼 장착<br>(silica gel saturator-column) |
| Silica-based column- 높은 온도에서 분해 또는 성능 저하 | ☞50°C 이하로 온도 낮춤. |
| Silica-based column- 실라놀(silanol) 상호 반응 | ☞실라놀 이온화를 억제할 수 있도록 이동상 pH를 감소<br>☞완충액 농도(buffer concentration) 증가<br>☞극성 반응을 바꾸기 위한 용질 유도체화 (derivatize solute) |
| 데드 볼륨에 체류(unswept dead volume) | ☞연결 코넥터 최소화<br>☞인젝터 로터 밀봉상태 점검<br>☞모든 압착피팅이 적합하게 장착, 연결되어 있는지 점검 |
| 칼럼 헤드에 빈 공간(보이드:void) 형성 | ☞칼럼 교체<br>☞가능한 경우, 칼럼 상단의 엔드피팅을 열고, 깨끗이 한 후 glass bead 또는 동일한 칼럼 패킹으로 칼럼 내의 빈 공간(void)을 채운 후 칼럼을 다시 밀봉(packing)<br>☞인젝션 밸브(injection valve)를 재빠르게 회전<br>☞우회압력(pressure bypass)으로 인젝션 밸브 사용<br>☞압력 충격(pressure shock)를 피한다. |

G. Spikes

| 발생 가능 문제 | 해결 방법 |
|---|---|
| 이동상에 거품(bubbles) 발생 | ☞이동상의 가스 제거(degas)<br>☞검출기 배출구(detector outlet)에 역압 흐름제어장치 사용 (back-pressure restrictor)<br>☞모든 피팅이 꽉 조여져있는지 점검 |
| 캡(cap) 밀봉 없이 칼럼 보관 | ☞칼럼은 반드시 적합한 캡으로 확실히 밀봉하여 보관하여야 함<br>☞가스 제거한 메탄올을 사용하여 역상 칼럼(reversed-phase column) 씻어냄. |

## 2. 누수 관련 문제 (Leaks)

A. Leak at the column or fittings

| 발생 가능 문제 | 해결 방법 |
|---|---|
| 확연히 느슨하게 조여진 피팅(fitting) | ☞꽉 조이거나 피팅 교체 |
| 어느 정도 느슨하게 조여진 피팅에 백색 가루가 발생하는 경우 | ☞튜브 잘라낸 후 페럴 교체<br>피팅 분해하여 깨끗이 씻어 낸 후 다시 피팅을 꽉 조이게 결합. |

B. Leak at detector

| 발생 가능 문제 | 해결 방법 |
|---|---|
| 검출기 밀봉이 안 되어 있는 경우 | ☞검출기 봉인 또는 개스킷(gaskets) 교체 |

C. Leak at injection valve

| 발생 가능 문제 | 해결 방법 |
|---|---|
| 밸브 로터(valve rotor)의 마모 또는 흠집(scratch) 경우 | ☞밸브 로터(valve rotor) 교체 |

D. Leak at pump

| 발생 가능 문제 | 해결 방법 |
|---|---|
| 펌프 밀봉(pump seal)이 제대로 안됨 | ☞펌프 씰 교체<br>☞피스톤에 흠집이 나있는지 점검 후 필요하다면 교체 |

## 3. 회수 관련 문제 (Recovery)

A. Poor sample recovery

| 발생 가능 문제 | 해결 방법 |
|---|---|
| 단백질의 흡수(absorption) 또는 흡착(adsorption) | ☞일반적인 상호작용을 감소하도록 HPLC 모드 변경<br>☞이동상에 단백질 용해성을 높이는 시약을 추가, 강산 (고분자 칼럼의 경우에는 염기) 또는 SDS와 같은 세제 추가 |
| 칼럼 팩킹 상에 흡착(adsorption) | ☞흡착을 최소화하기 위하여 이동상 세기 증가<br>☞염기성 화합물(basic compounds)을 추가하거나 염기에 비활성화된(base-deactivated) 팩킹 사용 |
| 튜빙(tubing)이나 기타 부품에서 흡착이 일어나는 경우 | ☞비활성(PEEK), 유리 내벽 코팅된(glass-lined) 부품 사용 또는 티타늄 튜빙 및 유로(flow path) 사용 |

| | |
|---|---|
| 칼럼 팩킹(packing)에 화학적 흡착 (chemi-sorptions) | ☞작용기(reactive groups)의 존재 유무확인<br>☞Polymeric packing 사용<br>☞칼럼 타입이나 칼럼 모드 변경 |
| 고정상 사이의 상호작용의 소수성<br>(Hydrophobic interactions) | ☞Short-chain reversed-phase packing 사용<br>☞300-A 구멍 직경의 packing 사용<br>☞Hydrophilic packing 또는 ton-exchange media 사용<br>☞Hydrophobic interaction 크로마토그래피 사용 |
| 염기성 화합물(basic compounds) 활성영역에서 돌이킬 수 없는 흡착이 99% 이하의 수득률을 얻은 경우 | ☞End-capped, base-deactivated, sterically protected, high coverage, polymeric reversed phase 사용. |
| 염기성 화합물(basic compounds) 활성영역에서 돌이킬 수 없는 흡착이 90% 이하의 수득률을 얻은 경우 | ☞End-capped 또는 polymeric packing 사용<br>☞산성화된 이동상 사용 |

## 4. 감도 관련 문제 (Sensitivity)

A. Lack of sensitivity

| 발생 가능 문제 | 해결 방법 |
|---|---|
| 자동시료주입기 유로 라인 막힘(flow line blcked) | ☞유량 점검 및 막힌 곳 점검 |
| 검출기 감소(attenuation) 설정이 너무 높음 | ☞검출기 감쇠 값 감소 |

| | |
|---|---|
| 처음의 약간의 샘플만 주입됨, 즉, 샘플이 인젝터 샘플 루프나 칼럼에서 흡착됨 | ☞농축된 샘플로 루프 및 칼럼 콘디셔닝. |
| 인젝터 샘플 루프가 다 채워지지 않음 (under filled sample roof) | ☞샘플을 루프에 과량으로 넘치게 채움(overfill roof) |
| 샘플 주입량이 충분하지 않음 | ☞주입하는 샘플의 총량을 증가 |
| 검출기의 직선성(linear range) 범위 밖에서 피크가 출현 | ☞샘플을 희석(dilute) 또는 농축(concentrate)하여 샘플의 농도를 검출기의 직선성 범위에서 감응하게 함. |
| 시료 전처리 과정에서 시료의 손실 | ☞샘플 전처리 과정에서 내부표준물질 사용(internal standard)<br>☞시료 전처리 법 최적화 |
| 칼럼에서 시료의 손실 | ☞회수율(recovery) 관련사항 참조 |

## 5. 머무름 시간 관련 문제 (Retention)

A. Changing retention times

| 발생 가능 문제 | 해결 방법 |
|---|---|
| 완충액 머무름 시간 (buffer RT) | ☞20nM 이상의 농축된 Buffer 사용 |
| 크로마토그램 형성 과정에서 오염 | ☞강한 솔벤트를 사용하여 정기적으로 칼럼을 깨끗이 씻어줌 |
| Gradient 모드 분석 또는 Isocratic 이동상 변경 과 | ☞Gradient 재생 또는 솔벤트 변경 후에는 최소한 칼럼 용량의 10배 정도 |

| | |
|---|---|
| 정에서의 불충분한 평형시간(equilibration time) | 를 칼럼을 통과하여 흘려보낸다. |
| 처음의 몇 번의 주입에서 활성화된 위치 | ☞농축된 시료를 주입하여 칼럼 콘디셔닝 |
| 온-라인 이동상 혼합의 일관성이 없음 | ☞Gradient 시스템이 변함없이 일관된 구성으로 이송하는지 점검.<br>매뉴얼로 준비된 이동상과 비교점검<br>부분적으로 이동상을 사전에 혼합 |
| 이동상 성분이 선택적으로 증발(selective evaporation) | ☞솔벤트 저장용기 커버 사용<br>☞조금 덜 활발한 헬륨 퍼징 사용<br>☞새 이동상(mobile phase) 사용 |
| 일정하지 않은 칼럼 온도 | ☞항온온도조절장치(thermostat) 또는 절연봉인 칼럼 사용<br>실험실의 내의 온도 점검 |

B. Decreasing retention times

| 발생 가능 문제 | 해결 방법 |
|---|---|
| Column packing에서 활성화 영역 | ☞이동상 변경자 사용(mobile phase modifier)<br>☞Competing base(염기성 화합물) 또는 완충액 강도 증가<br>☞Coverage 가 높은 칼럼 팩킹 사용 |
| 샘플에 칼럼에 과량 주입됨 | ☞시료 총량을 감소하거나 더 큰 직경의 칼럼 사용 |
| 유량의 증가(flow rate) | ☞펌프 유량(pump flow rat) 점검 및 재설정 |
| 결합된 고정상 또는 염기 | ☞이동상을 pH 2 ~ 8 사이에서 사용 |

| | |
|---|---|
| 실리카의 손실 | |
| 일정하지 않은 칼럼 온도 | ☞항온온도조절장치(thermostat) 또는 절연봉인 칼럼 사용<br>실험실의 내의 온도 점검 |

C. Increasing retention times

| 발생 가능 문제 | 해결 방법 |
|---|---|
| 유량의 감소(flow rate) | ☞펌프 유량(pump flow rat) 점검 및 재설정<br>☞펌프 공동현상 점검(cavitations)<br>☞펌프 밀봉상태의 누수(pump seal leaking) 및 시스템상의 기타 누수 점검 |
| 이동상 조성의 변화. | ☞솔벤트 저장용기 커버 사용<br>☞Gradient 시스템의 용매 이송이 정확한 조성으로 이송되는지 점검 |
| 고정상(stationary phase)의 결합 손실 | ☞이동상(mobile phase)을 pH 2~8 사이에서 사용 |

D. Retention beyond total permeation volume

| 발생 가능 문제 | 해결 방법 |
|---|---|
| Reversed phase ion pairing(역상이온쌍)<br>; long chain ion pairing 시약의 경우 더 긴 평형시간(equilibration time)을 필요로 함 | ☞Shorter alkyl chain 길이의 이온쌍 시약 사용 |

## 6. 평형 관련 문제 (Equilibration)

A. Slow column equilibration time

| 발생 가능 문제 | 해결 방법 |
|---|---|
| Reversed phase ion pairing(역상이온쌍) ; long chain ion pairing 시약의 경우 더 긴 평형시간(equilibration time)을 필요로 함 | ☞Shorter alkyl chain 길이의 이온쌍 시약 사용 |

B. Varying retention times

| 발생 가능 문제 | 해결 방법 |
|---|---|
| Gradient - 불충분한 칼럼, gradient 재생 시간 | ☞앞쪽 피크에 대해서 일정한 머무름 시간을 얻기 위해서는 이동상 A의 평형 시간을 증가한다. |
| Ion-pairing - 불충분한 평형 시간 | ☞평형시간 증가(equilibration time) 이동상 변경하는 경우에는 칼럼 용량의 50배수의 이온쌍이 필요로 한다. |
| Isocratic - 불충분한 평형 시간 | ☞안정적인 평형을 위해서는 칼럼 용량의 10-15배 정도를 칼럼을 통과하도록 흘려준다. |

## 7. 기준선 관련 문제 (Baseline)

A. Disturbance at void time

| 발생 가능 문제 | 해결 방법 |
|---|---|
| 이동상에 공기거품(air bubbles) | ☞기포 제거(Degassing) 또는 검출기에 역압조절장치(back pressure |

| | restrictor) 사용 |
|---|---|
| 양/음(positive/negative) - 주입 용매(injection solvent) 및 이동상(mobile phase)의 굴절률 차이 (refractive index) | ☞많은 시료에 대해서 일반적인 현상으로 시료 솔벤트와 같은 이동상 (mobile phase) 사용 |

B. Drifting baseline

| 발생 가능 문제 | 해결 방법 |
|---|---|
| Gradient elution(아래쪽 방향: Negative direction) - 이동상 A의 흡광 | ☞UV 흡광이 없는 이동상 용매 사용.<br>☞HPLC grade 이동상 솔벤트 사용<br>☞UV 흡광 화합물을 이동상 B에 추가 |
| Gradient elution(위쪽 방향: Positive direction) - 이동상 B의 흡광 | ☞더 높은 UV 흡광 검출기파장을 사용<br>☞UV 흡광이 없는 이동상 용매 사용.<br>☞HPLC grade 이동상 솔벤트 사용<br>☞UV 흡광 화합물을 이동상 A에 추가 |
| 위쪽방향(positive direction) - 피크 형성 및 용리 (elution) 중 오염 | ☞강한용매로 칼럼을 깨끗하게 씻어냄<br>☞샘플 전처리(clean up)<br>☞HPLC grade solvents 사용 |
| 바탕 값이 파도나 물결처럼 웨이브가 있는 경우 - 실험실 내의 온도 변화 | ☞실험실 내부 온도 변화를 모니터링 후 항온유지<br>☞외부온도에 영향을 받지 않는 밀봉 칼럼 사용 또는 칼럼 오븐 사용.<br>☞굴절률 검출기(RI)의 경우 커버 사용 및 실내 공기 흐름으로부터 차단. |

C. Noise

| 발생 가능 문제 | 해결 방법 |
|---|---|

| | |
|---|---|
| 노이즈 계속 발생 - 검출기 램프 문제 또는 오염된 플로우셀(flow cell) | ☞UV 램프 교체(교체주기: 2000시간)<br>☞플로우셀 깨끗이 씻어냄 |
| Gradient/Isocratic proportioning - 용매 혼합(solvent mixing) 부족 | ☞적합한 혼합(mixing) 장치 사용<br>☞UV 흡광 화합물 솔벤트를 첨가한 후 (spiking one solvent) UV 흡광 검출기 출력 시그널을 통하여 단면계산(proportioning) 정밀성 점검 |
| Gradient/Isocratic proportioning - proportioning valve 정상으로 작동 안함 | ☞단면계산 정밀 밸브(proportioning precision valve) 교체 또는 클리닝.<br>☞부분적으로 솔벤트 재-혼합 |
| 가끔씩만 선명하고 날카로운 피크 봉우리 - 외부의 전기적 간섭 | ☞LC시스템의 전압안정공급장치 사용<br>☞독립적인 전자제어보드(electrical circuit) 사용 |
| 주기적인 노이즈 - 펌프 펄스(pump pluse) | ☞펄스 댐퍼(pulse damper) 교체 또는 A/S<br>☞펌프 에어 퍼지(purge the pump air)<br>☞밸브 점검 후 클리닝 또는 교체 |
| 일정한 규칙 없이 발생하는 노이즈 - 피크 크로마토그램 형성 중 오염 | ☞강한 용매를 사용하여 칼럼 깨끗이 씻어냄<br>☞샘플 전처리(clean-up)<br>☞HPLC grade 솔벤트 사용 |
| 피크 봉우리에 노이즈 발생 - 검출기의 버블로 인해 발생 | ☞이동상의 가스제거(degas)<br>☞검출기 출력단자(detector outlet)에 역압 흐름제어장치(back-pressure restrictor) 사용 |
| 피크 봉우리에 노이즈 발생 - 칼럼 온도가 솔벤트의 끓 | ☞낮은 칼럼 온도를 사용 |

| 는점보다 높은 경우 발생 | |
|---|---|

## 8. 압력 관련 문제 (Pressure)

A. Decreasing pressure

| 발생 가능 문제 | 해결 방법 |
|---|---|
| 펌프의 불충분한 유량(flow) | ☞이동상 저장용기 캡을 느슨하게 함 |
| 펌프와 칼럼 사이의 hydraulic lines에서 누수(leak 발생) | ☞피팅을 단단하게 조이거나 교체<br>☞인젝션 밸브(injection valve)의 로터 꽉 조임. |
| 펌프(pump)에서의 누수 현상 | ☞밸브 점검 및 교체<br>☞펌프 밀봉상태(valve seals) 교체 |
| 펌프 공동현상<br>(Pump cavitation) | ☞솔벤트 가스제거(degas solvent)<br>☞솔벤트 저장용기와 펌프와의 라인에서 차단이나 막힌 부분 점검<br>☞인렛라인 프리트 교체(inlet-line frit) |

B. Fluctuating pressure

| 발생 가능 문제 | 해결 방법 |
|---|---|
| 펌프에 기포(bubble) 발생 | ☞솔벤트 가스제거(degas)<br>☞헬륨으로 솔벤트 살포(sparge) |
| 누수 되는 펌프의 밸브 및 밀봉상태 점검<br>(leaking pump check valve or seals) | ☞밸브 점검 후 교체 또는 클리닝.<br>☞펌프 씰(pump seals) 교체 |

C. High back pressure

| 발생 가능 문제 | 해결 방법 |
|---|---|
| 흡착된 샘플에 의해 심하게 칼럼이 막힌 경우에 발생 | ☞샘플 전처리 과정 최적화 향상<br>☞강한 솔벤트 사용하여 reverse-flush column 막힘 용해시켜서 제거 |
| 칼럼 입자 크기가 매우 작음(3μm 이하) | ☞칼럼의 입자를 큰 사이즈로 사용 (particle size> 5μm) |
| 이동상의 점성(viscosity) 이 너무 큰 경우 | ☞낮은 점성의 용매 또는 높은 온도 사용 |
| In-line filter 또는 guard column의 프리트가 막힘 (plugged frit) | ☞프리트 또는 가드칼럼 교체 |
| Inlet frit 막힘 | ☞Endfitting 또는 프리트 어셈블리 교체 |
| Polymeric column - packing 부풀어 오르는 이유로 솔벤트 교체 | ☞칼럼에 적합한 용매(solvent) 사용<br>☞용매 호환성 자료에 따라 제조사와 상담하여 적합한 용매를 사용<br>☞교차결합(cross-linking)이 높은 효율의 칼럼 사용 |
| Salt precipitation(염침전물의 발생: 이동상에 유기 용매(organic solvent)의 비율이 높은 역상 크로마토그래피의 경우) | ☞완충액 농도의 이동상 침전 점검<br>☞이온성 세기 및 물-유기용매 비율 감소<br>☞이동상 사전에 혼합 |
| 인젝터가 칼럼과 연결되어 있지 않은 경우 - 인젝터 내부 막힘으로 인해 | ☞인젝터 클리닝 또는 로터 교체 |

D. Increasing pressure

| 발생 가능 문제 | 해결 방법 |
|---|---|
| 플로우 라인(Flow line) 막힘 | ☞검출기 마지막단과 칼럼 마지막단의 부품 연결을 분리하고, 막힌 곳 검사.<br>☞막힌 부품 클리닝 또는 교체 |
| 칼럼 헤드(column head)에 미립자 물질이 생성(particulate buildup) | ☞5μm in-line filter 사용하여 샘플을 여과(filter)<br>☞연결을 제거하고 칼럼 백플러쉬<br>☞Inlet frit 교체 |
| Water-organic solvent(물-유기용매) 시스템에서 완충액 미립자 | ☞완충액 농도(buffer concentration)를 이동상(mobile phase)에 적합성 점검<br>☞이온성 세기(ionic strength) 또는 물-유기용매 비율 감소 |

# 부록 4. HPLC 운영의 기본

## (1) HPLC 용매 및 이동상의 준비

(A) Eluent(이동상 용매)를 선택할 때의 기본 개념

분석하고자 하는 시료에 칼럼이 선택되면 여기에 적절한 이동상 용매를 선정하는 것이 분석 성공 여부에 가장 큰 요소가 된다. HPLC에서 이동상을 선택할 때는 여러 가지 사항을 고려해야 하는데 용매의 강도(strength), 선택성(selectivity), 비점, 점도, 순도, 극성, UV cut-off, purity, flammability, material compatibility, miscibility, toxicity등을 고려하여 선택하여야 한다.

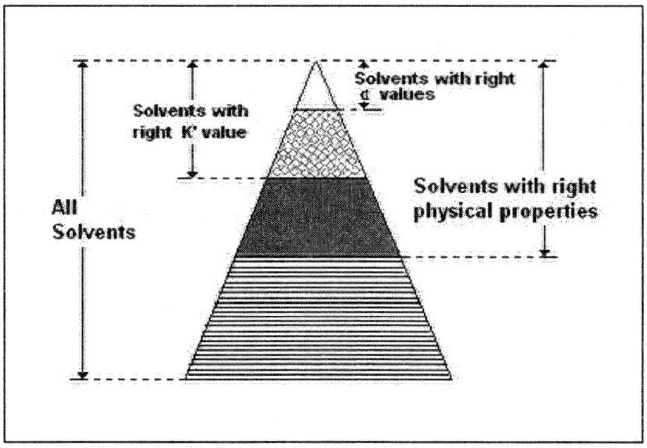


그림 Selecting a mobile phase for HPLC

상기 그림은 HPLC의 이동상으로 사용할 용매를 선택하는 일반적인 방법을 설명하기 위한 것이다. 전체 삼각형은 가능한 모든 용매를 나타낸다. 여기서 먼저 용매의 물리적 특성 즉 비점, 점도, UV cut-off등을 고려하여 부적당한 용매를 추려낸다. 삼각형의 맨 밑의 부분이 이에 해당한다. 다음으로 적절한 용매 강도를 갖는 단일 용매나 혼합 용매를 선정한다. 이렇게 하여 시료의 성분이 2개인 경우에 대해서는 capacity factor인 K값이 2 ≤ K ≤ 5가 되도록 하고 여러 성분의 시료인 경우는 K값이 0.5 ≤ K ≤ 20 정도 되는 용매를 선정하여야 한다. 용매가 적절한 K값을 가져도 크로마토그램이 겹치는 경우가 생긴다. 그러한 경우 용매의 선택성을 증가시키는 적절한 용매를 선정하여야 한다.

(B) Solvent strength

Retention은 eluent인 이동상용매의 solvent strength에 의해 결정된다. Eluent의 강도는 시료제작에 사용한 buffer의 농도와 이동상 solvent의 농도에 의해 결정된다.
Reverse Phase(역상) chromatography에서 물은 weak eluent이고 less polar한 유기용매인 메탄올, 아세토니트릴 등이 strong solvent이다. Elution 순서는 극성이 강한 Analytes 일수록 먼저 칼럼을 빠져 나오게 된다.
Normal Phase(순상) chromatography에서는 비극성 용매인 핵산 등이 weak solvent이고 methylene chloride, chloroform과 같이 보다 극성이 큰 용매가 strong solvent이다. Elution 순서는 비극성인 Analytes가 먼저 나오고 극성이 큰 성분일수록 늦게 elution되어 나온다.

(C) Viscosity

두 용매가 혼합된 용매인 경우 점도 η는 다음 식으로 표시된다.

$$\eta = (\eta_a)x_a \cdot (\eta_b)x_b$$

$\eta_a$, $\eta_b$ 는 각각의 순수한 용매 a, b의 점도
$x_a$, $x_b$는 각각의 몰분율

점도는 칼럼에 걸리는 압력을 결정하게 되고 저점도의 용매일수록 주어진 일정한 유속을 유지하는데 보다 더 낮은 압력으로 가능하다. 낮은 압력은 펌프와 칼럼의 수명을 연장시킨다고 볼 수 있다.

(D) Miscibility

Gradient elution에서 용매는 전 농도 영역에서 완전히 miscible 해야 한다. 물과 formamide는 모든 저 극성 유기용매와 섞이지 않는다. 아세토니트릴, 메탄올은 핵산 및 펜탄과 섞이지 않는다. 아세톤과 THF는 모든 용매와 섞이며 섞이지 않는 두 용매 간에 칼럼이나 기기 장치를 교체할 때 유용하게 사용할 수 있다. 그러나 아세톤은 화학 구조적으로 아세토니트릴과 유사한 극성과 용해도를 가지지만 UV cut-off가 330㎚로 330㎚이하의 Analyte를 검출할 수 없으므로 HPLC에서 이동상으로 부적절하다.
(solvent miscibility table 참조)

## SOLVENT MISCIBILITY TABLE

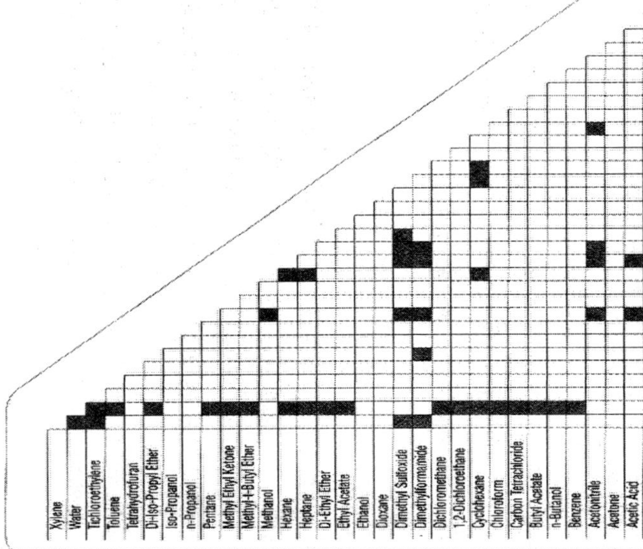


| Solvent | Polarity Index | Refractive Index @20°C | UV(nm) Cutoff @1AU | Boiling Point(°C) | Viscosity (cPoise) | Solubility in water (%w/w) |
|---|---|---|---|---|---|---|
| Acetic Acid | 6.2 | 1.372 | 230 | 118 | 1.26 | 100 |
| Acetone | 5.1 | 1.359 | 330 | 56 | 0.32 | 100 |
| Acetonitrile | 5.8 | 1.344 | 190 | 82 | 0.37 | 100 |
| Benzene | 2.7 | 1.501 | 280 | 80 | 0.65 | 0.18 |
| n-Butanol | 4.0 | 1.394 | 254 | 125 | 0.73 | 0.43 |
| Butyl Acetate | 3.9 | 1.399 | 215 | 118 | 2.98 | 7.81 |
| Carbon Tetrachloride | 1.6 | 1.466 | 263 | 77 | 0.97 | 0.08 |
| Chloroform | 4.1 | 1.446 | 245 | 61 | 0.57 | 0.815 |
| Cyclohexane | 0.2 | 1.426 | 200 | 81 | 1.00 | 0.01 |
| 1,2-Dichloroethane[1] | 3.5 | 1.444 | 225 | 84 | 0.79 | 0.81 |
| Dichloromethane[2] | 3.1 | 1.424 | 235 | 41 | 0.44 | 1.6 |
| Dimethylformamide | 6.4 | 1.431 | 268 | 155 | 0.92 | 100 |
| Dimethyl Sulfoxide[3] | 7.2 | 1.478 | 268 | 189 | 2.00 | 100 |
| Dioxane | 4.8 | 1.422 | 215 | 101 | 1.54 | 100 |
| Ethanol | 5.2 | 1.360 | 210 | 78 | 1.20 | 100 |
| Ethyl Acetate | 4.4 | 1.372 | 260 | 77 | 0.45 | 8.7 |
| Di-Ethyl Ether | 2.8 | 1.353 | 220 | 35 | 0.32 | 6.89 |
| Heptane | 0.0 | 1.387 | 200 | 98 | 0.39 | 0.0003 |
| Hexane | 0.0 | 1.375 | 200 | 69 | 0.33 | 0.001 |
| Methanol | 5.1 | 1.329 | 205 | 65 | 0.60 | 100 |
| Methyl-t-Butyl Ether[4] | 2.5 | 1.369 | 210 | 55 | 0.27 | 4.8 |
| Methyl Ethyl Ketone[5] | 4.7 | 1.379 | 329 | 80 | 0.45 | 24 |
| Pentane | 0.0 | 1.358 | 200 | 36 | 0.23 | 0.004 |
| n-Propanol | 4.0 | 1.384 | 210 | 97 | 2.27 | 100 |
| Iso-Propanol[6] | 3.9 | 1.377 | 210 | 82 | 2.30 | 100 |
| Di-Iso-Propyl Ether | 2.2 | 1.368 | 220 | 68 | 0.37 | |
| Tetrahydrofuran | 4.0 | 1.407 | 215 | 66 | 0.55 | 100 |
| Toluene | 2.4 | 1.496 | 285 | 111 | 0.59 | 0.051 |
| Tichloroethylene | 1.0 | 1.477 | 273 | 87 | 0.57 | 0.11 |
| Water | 9.0 | 1.333 | 200 | 100 | 1.00 | 100 |
| Xylene | 2.5 | 1.500 | 290 | 139 | 0.61 | 0.018 |

■ **Immiscible**

□ **Miscible**

Immiscible means that in some proportions two phases will be produced

**Synonym Table**
[1] Ethylene Chloride
[2] Methylene Chloride
[3] Methyl Sulfoxide
[4] tert-Butyl Methyl Ether
[5] 2-Butanone
[6] 2-Propanol

## Solvent Polarity Chart

| Relative Polarity | Compound Formula | Group | Representative Solvent Compounds |
|---|---|---|---|
| Nonpolar | R - H | Alkanes | Petroleum ethers, ligroin, hexanes |
| | Ar - H | Aromatics | Toluene, benzene |
| | R - O - R | Ethers | Diethyl ether |
| | R - X | Alkyl halides | Tetrachloromethane, chloroform |
| | R - COOR | Esters | Ethyl acetate |
| | R - CO - R | Aldehydes and ketones | Acetone, methyl ethyl ketone |
| | R - $NH_2$ | Amines | Pyridine, triethylamine |
| | R - OH | Alcohols | Methanol, ethanol, isopropanol, butanol |
| | R - $COHN_2$ | Amides | Dimethylformamide |
| | R - COOH | Carboxylic acids | Ethanoic acid |
| Polar | H - OH | Water | Water |

## (2) 용매의 전처리 및 Degassing 방법

### (A) 용매의 전처리

#### (a) 필터 및 여과

순도가 낮은 Solvent 는 Detector의 Baseline 불안정과 펌프의 체크밸브 , 피스톤실의 손상을 가져오며, 펌프 유속의 정확도를 떨어뜨린다. 그러므로 용매는 사용하기 전에 반드시 0.45㎛ 이하의 여과지를 사용하여야 하고 사전에 미립자의 유입을 방지하기 위하여 10㎛ Solvent Filter를 부착하여 Pump를 가동시킨다. 필요한 경우 주기적으로 Filter의 세정 및 교환이 필요하다.

#### (b) Membrane Filter 재질 별 사용범위

| Membrane | Pore Size | 13mm, 100/pk Cat.No. | Price | 25mm, 100/pk Cat.No. | Price | 47mm, 100/pk Cat.No. | Price | 90mm, 25/pk Cat.No. | Price |
|---|---|---|---|---|---|---|---|---|---|
| Nylon | 0.2μm | CT-910 | | CT-920 | | CT-930 | | CT-290 | |
| Nylon | 0.45μm | CT-940 | | CT-950 | | CT-960 | | CT-590 | |
| PTFE | 0.2μm | PT2013 | | PT2025 | | PT2047 | | PT2090 | |
| PTFE | 0.45μm | PT5013 | | PT5025 | | PT5047 | | PT5090 | |
| PVDF | 0.2μm | PV2013 | | PV2025 | | PV2047 | | PV2090 | |
| PVDF | 0.45μm | PV5013 | | PV5025 | | PV5047 | | PV5090 | |
| RC | 0.2μm | RC2013 | | RC2025 | | RC2047 | | RC2090 | |
| RC | 0.45μm | RC5013 | | RC5025 | | RC5047 | | RC5090 | |
| Cellulose Acetate | 0.2μm | CA2013 | | CA2025 | | CA2047 | | CA2090 | |
| Cellulose Acetate | 0.45μm | CA5013 | | CA5025 | | CA5047 | | CA5090 | |
| Cellulose Acetate | 0.8μm | CA8013 | | CA8025 | | CA8047 | | CA8090 | |
| Nitrocellulose | 0.2μm | NC2013 | | NC2025 | | NC2047 | | NC2090 | |
| Nitrocellulose | 0.45μm | NC5013 | | NC5025 | | NC5047 | | NC5090 | |
| Nitrocellulose | 0.8μm | NC8013 | | NC8025 | | NC8047 | | NC8090 | |
| PolySulfone(PES) | 0.2μm | PS2013 | | PS2025 | | PS2047 | | PS2090 | |
| PolySulfone(PES) | 0.45μm | PS5013 | | PS5025 | | PS5047 | | PS5090 | |
| Hydrophilic PP | 0.45μm | | | PP5025 | | PP5047 | | | |
| Glass Fiber Filter | 0.7μm | | | GL7025 | | GL7047 | | GL7090 | |
| Glass Fiber Filter | 1.0μm | | | GL1025 | | GL1047 | | GL1090 | |
| Glass Fiber Filter | 3.0μm | | | GL3025 | | GL3047 | | GL3090 | |

- PTFE (Poly-tetra-fluoro-ethylene): 친유성, Membrane 으로서 유기용매의 여과에 아주 좋음.
- PVDF (Poly-vinyl-dene-Fluoride): 수용액, 유기용매겸용으로 특히 HPLC Sample 의 준비 및 여과에 아주 탁월함.
- Nylon (NYL) : 친수성 Membrane 이기 때문에 수용액과 유기용매에 겸용으로 사용 할 수 있으며, 특히 HPLC Sample 의 여과에 좋음.
- Cellulose Acetate (CA) : ' Surfactant free ' 로서 수용액 여과에 탁

월하며 특히 Biological Solution 의 여과에 좋음.

- Polysulfone (PES) : 단백질 흡수가 낮은 Membrane 이므로 특히 단백질을 함유한 용액, 특히 Serum, Plasma, 조직 배양용액의 여과에 아주 좋음.
- Glass micro fiber (GMF) : 순수한 Borosilicate glass 섬유로 제작되어 넓은 범위의 유기, 무기용매의 여과에 좋음.
- Polypropylene (PP) : 수용액, 유기용매 겸용으로 빠른 여과를 원할 때 아주 좋음.

(B) 용매의 Degassing 방법

용매의 전처리는 용매에 녹아 있는 가스를 제거하여 펌프나 검출기로 유입되어 bubble이 생기는 것을 막기 위함이다. 용매에 있는 가스를 제거 시켜줌으로써 pumping의 정밀성을 향상 시켜주어 재현성 있는 결과를 얻을 수 있기 때문이다. 또한 용매에 녹아 있는 산소의 제거 역시 중요하다. 산소는 때때로 칼럼 충진물이나 용매와 반응하기도 하고 시료들을 산화시키거나 HPLC의 UV검출기와 형광 검출기의 Background 값을 크게 하기 때문이다.
용매의 Degassing은 물과 같은 극성용매를 사용하는 경우 더욱 필요하며 비극성 용매를 사용하는 경우에는 비교적 덜 필요하다. 용매의 가스를 제거하는 방법은 다음과 같은 방법들을 많이 사용하고 있다. 혼합용매를 Refluxing에 의해 Degassing하는 경우 염려되는 것은 용매의 조성 비율이 변화될 수 있기 때문에 대부분의 경우 HPLC 사용자들은 주로 Helium purging 방법을 이용하고 있다.

(a) 진공 탈기 ( Vacuum Degassing )
진공상태에서 여과시킴으로써 여과와 Degassing을 동시에 행 할 수 있다.

(b) Helium Sparing
Inert Gas 인 Helium을 용매에 주입 ( Sparging ) 함으로써  Air 나 Oxygen, Bubble을 제거한다.

(c) Ultra-Sonication
용매에 용존된 $O_2$, Air, Bubble 등을 초음파를 가하여 제거 시킨다.

(d) On-line Vacuum Degasser
특수 제작된 여과막을 통해 한쪽은 용매가 흐르고 그 반대쪽은 진공을 가하여 용매에 포함된 가스를 제거하는 방법이다.

기타 주의 사항

①이동상을 담는 용기는 잘 세척된 깨끗한 것을 사용한다.
②Solvent Reservoir Filter를 반드시 부착하여 사용한다.
③Filter(10㎛)를 오래 사용하거나 Buffer와 유기 용매를 번갈아 여러 번 사용할 때는 Filter가 막혀 Bubble등이 생길 우려가 있다.
④이 경우는 Filter를 떼어내어 물 또는 MeOH이 담긴 비이커에 넣어 Sonicator에서 10분 정도 세척한다. 심하게 막힌 경우에는 6N $HNO_3$에 담아 Sonicator에서 30분 정도 세척시킨 다음 물로 다시 세척하여 사용한다.
⑤Solvent Reservoir Filter는 항시 용액에 담가 놓아서 Filter내에 공기가 차지 않도록 한다.

## (3) HPLC에 사용되는 용매 조건

1) HPLC Grade의 Solvent 및 비저항의 값이 18.3MΩ 이상인 Water를 사용한다.
2) Viscosity가 낮아야 한다.
3) 두 Solvent를 혼합하여 사용하고자 할 때 Miscibility Number의 차이가 15 미만이어야 한다.
4) 이동상은 고정상을 녹여서는 안 된다.
5) 분리하고자하는 시료는 반드시 이동상에 녹아야 한다.
6) 이동상 용매는 시료에 대해 일정한 System을 가져야 한다.
   ex) NP Column - Polar Sample - Nonpolar Solvent
7) UV Cut-off, Refractive Index가 낮은 용매를 사용하여야 한다.

Wavelength Cut off of Common Solvents

| Solvent | UV Cut off | Solvent | UV Cut off |
|---|---|---|---|
| n-Pentane | 190 | Methyl-isobutyl-ketone | 334 |
| Isooctane | 215 | Tetrahydrofuran | 230 |
| Petroleum ether | 210 | Ethylene dichloride | 230 |
| Cyclohexane | 200 | Methyl ethyl ketone | 330 |
| Cyclopentane | 200 | Acetone | 330 |
| Carbon disulfide | 380 | Dioxane | 215 |
| Carbon tetrachloride | 265 | Ethyl acetate | 256 |
| Amyl chloride | 225 | Methyl acetate | 260 |
| Xylene | 290 | Amyl alcohol | 210 |
| Isopropyl ether | 220 | Diethyl amine | 275 |
| Toluene | 285 | Nitromethane | 380 |
| n-Propyl chloride | 225 | Acetonitrile | 190 |
| Benzene | 280 | Pyridine | 330 |
| Ethyl ether | 220 | 2-Butoxyethanol | 220 |
| Ethyl sulfide | 290 | Isopropanol | 205 |
| Chloroform | 245 | n-Propanol | 210 |
| Methylene chloride | 233 | Ethanol | 210 |
| Methanol | 205 | Ethylene glycol | 210 |

편저자
이준걸: 안동과학대학 의약품질분석과 교수, Ph. D.

## 약품정량분석 실습서

2011년 2월 15일 인쇄
2011년 2월 17일 발행
저 자: 이준걸 편저
펴낸이: 오성걸
펴낸곳: 오성미디어
주소: 132-916 서울시 도봉구 창 3동 491-1
전화: 02)997-0136
FAX: 02)997-0137
등록: 2000. 5. 12
ISBN 978-89-92583-91-6 값 15,000 원